看護チームリーダー
ハンドブック 第2版

杉野元子　看護組織開発研究所

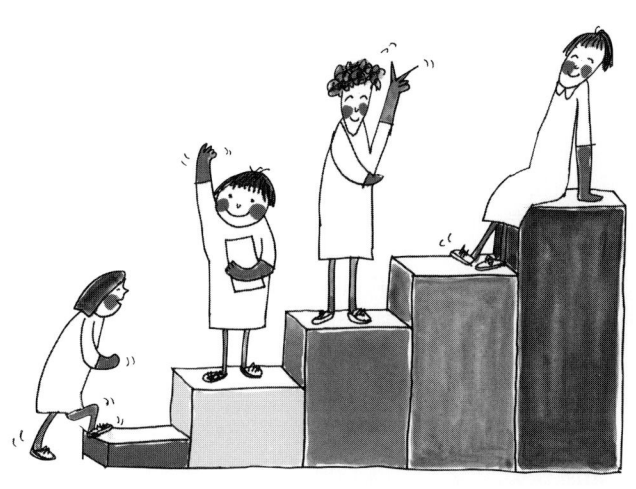

医学書院

杉野元子　Motoko Sugino

1963年関西学院大学社会学部卒業（ソーシャルグループワークとコミュニティオーガニゼーションを学ぶ）。兵庫青少年野外活動協会で勤労青少年のグループ作り，産業カウンセリングなどに従事した後，神戸新聞コミュニティ情報センターに移る。主婦のグループ作りや地域活動を行なう中で，1975年看護職と関わりを持つ。
1980年仲間とともにコミュニケーション スキル センター・地域活動研究所を設立。1992年看護集団に焦点を当てた活動を展開するため，看護組織開発研究所を設立。
著書：新訂 看護集団活動-チームづくりとリーダーシップ（看護の科学社），看護現任教育-プログラムづくりとその展開（共著，医学書院），看護臨床指導のダイナミックス-効果的な臨床実習の展開 第2版（共著，医学書院），看護カンファレンス 第3版（共著，医学書院），固定チームナーシング-責任と継続性のある看護のために 第2版（共著，医学書院）など。
看護組織開発研究所：〒654-0162 神戸市須磨区神の谷5-10-48，Tel：078-791-4744，Fax：078-791-4054

看護チームリーダーハンドブック

発　行	1997年4月1日　第1版第1刷
	2008年1月6日　第1版第12刷
	2008年10月1日　第2版第1刷Ⓒ
	2018年11月1日　第2版第8刷

編　集　杉野元子
発行者　株式会社　医学書院
　　　　代表取締役　金原　俊
　　　　〒113-8719 東京都文京区本郷1-28-23
　　　　電話　03-3817-5600（社内案内）

印刷・製本　三美印刷

本書の複製権・翻訳権・上映権・譲渡権・貸与権・公衆送信権（送信可能化権を含む）は株式会社医学書院が保有します．

ISBN978-4-260-00728-3

本書を無断で複製する行為（複写，スキャン，デジタルデータ化など）は，「私的使用のための複製」など著作権法上の限られた例外を除き禁じられています．大学，病院，診療所，企業などにおいて，業務上使用する目的（診療，研究活動を含む）で上記の行為を行うことは，その使用範囲が内部的であっても，私的使用には該当せず，違法です．また私的使用に該当する場合であっても，代行業者等の第三者に依頼して上記の行為を行うことは違法となります．

JCOPY 〈出版者著作権管理機構　委託出版物〉
本書の無断複製は著作権法上での例外を除き禁じられています．複製される場合は，そのつど事前に，出版者著作権管理機構（電話 03-3513-6969，FAX 03-3513-6979，info@jcopy.or.jp）の許諾を得てください．

第2版　はじめに

　どんどん時間が過ぎ，初版が発行されてから11年が経過した．若いナースに少しでも役立てば，と願っていたが，多くの方に読んでいただいたことを心から感謝している．この間にナースをとりまく情勢は激変している．初版の「看護婦」はいまや「看護師」．本書も内容の見直しが必要になった．5〜6年前から改訂をと示唆されながら，グズグズ，ズルズル，と日を重ねてしまい，情報が古くなって気になるところも多くなってきた．ファッションでも定番ものと旬のものがあるように，リーダーシップの考え方のように基本的に変わらないものと，変化した状況の中で視野を広げないといけないことがある．

　本書では看護提供方式として，初版よりも固定チームナーシングをより主張している．しかし，どんな看護提供方式であっても，臨床看護活動がチームで行なわれる以上，リーダーは不可欠であり，リーダーシップが求められるから，固定チームナーシング以外で看護活動をする時にもヒントにしていただけると思っている．

　本書中には看護のライセンスをもたない私が門前の小僧になって書いたところと，自分の領域で主張しているところが混在しているが，看護師の西元勝子さん(固定チームナーシング研究所長)，安部陽子さん(兵庫県立がんセンター副院長)，平尾泰枝さん(兵庫県看護協会すまいる訪問看護ステーション)の先輩方の助言は従来どおり掲載させていただいた．看護が大好きで誇

りをもって仕事をされているお三方を，私はとても尊敬している．

　このハンドブックは初版からわざと「第1章」「第2章」のようにしていない．パラパラと頁をめくりながら，「あら？」と目のとまったところから読んでもらいたい，目次をみながら，ここには何が書いてあるかしら，と心が動いたところを開いてもらいたい，といった理由からである．最近の若いナースは「チラッと読む」ことを「チラ見する」というのだそうだ．安部さんに教えてもらった．我が意を得たり！　ぜひ「チラ見」してほしい．

　また，ベテランナースも読んでくださっているとか．それは教育委員として，若手ナースにリーダーシップの講義をする必要上からと聞き，これまたうれしい．あなたならどう説明するか，追加する情報や項目はないか，この本の中に赤ペンで加筆するなり，メモをはさんでおくなり，ぜひあなたの「看護チームリーダーハンドブック」を作成してほしい．そんな方のために「リーダー育成のプログラムのいろいろ」の項がある．他病院の考え方，やり方，プログラムの実際など，ヒントになると思う．

　では，「チラ見」を始めてください．そして実践をお願いします．

2008年8月

杉野元子

初版　はじめに

　あなたが日々の看護活動でのチームリーダーになる時，大事なのは問題解決ができるかどうかということだ．本書は効果的な問題解決のためにはどのように考え，どのような行動をとればいいのか，その選択の幅を広げるためのヒントを提供しようと，特に若手ナースを対象として書かれたものである．

　もちろん，本書の読者が100人いれば100通りの状況があり，100の解答が必要になる．つまり，あなたは自分のおかれている状況の中で，答えを出さなくてはならないということだ．だから，本書を手にして読み始めたあなたが，変わる（感情が変わる，考え方が変わる，行動が変わる）かどうかはあなた次第．読んでみて同感と感じたり，ここまではやっているぞということに気づけば，あなたはすでに変化に向けて動き始めているということになり，そのままやり続けていくことで，あなたはパワーアップする．自分はこの点が弱い，やり方がまずいと気づけば，それをやめてみることだ．そして，ほかの人の行動や考え方を真似たり，トレーニングを受けるなどしてやり方を変えてみればいい．あなたの行動の幅は広がるはずだ．

　あなたの問題解決のために，今何ができていて，さらにどんな能力が必要かを考えつつ本書を読んでほしい．できれば各頁にあなたならどう考えるかどう行動するか，とメモをしながらの方がいい．読み終えた時，あなただけのチームリーダー・ハンドブックが出来上がっていたら，私にとってこれ以上の喜びはない．

なお，私は看護のライセンスを持たないので，本書では多くの先輩ナースの意見を取り入れている．文中に明記した方々とそれ以外のすべての皆様に心よりお礼を申し上げる．特に，滋賀医科大学医学部看護学科教授の西元勝子さんは，よき批判者であり，助言者であった．

　本書刊行のチャンスをくださった，医学書院の廣瀬眞氏，大野学氏，川村静雄氏には，その忍耐力に対しておわびと感謝をしたい．

1997年2月

杉野元子

本書の内容
（関心のある頁からお読み下さい）

今すぐリーダーをやらなければならない人へ ─── 1
とりあえずやってみよう……………………………………………… 1
悩みはみんな同じだ……………………………………………… 3

リーダーになっていくために─実力を発揮するための心がまえ ─── 5
ナースはリーダーシップを求められるもの……………………… 5
　　急変時のことを考えてみよう　6
リーダーを引き受けてリーダーシップを鍛えよう─回数を重ねる意味 … 8
　　リーダーを命じられた時の反応は？　10
　　前向きな反応に切り替えよう　11
「ドジでブスのクラブ」には入会しない……………………… 14
　　心配症の原因を考えてみると　14
「リーダーは生まれつき」という神話や「私はリーダーに向いていない」
という思い込みにさよならしよう……………………………… 17
　　リーダーシップは関係性　17
「できる」リストと「できない」リストを作ってみたら？…………… 18
憧れの先輩リーダーをモデルにしよう……………………………… 20
　　こんなリーダーは困る．いやだ！　20
　　お手本にしたい先輩リーダーの行動　20
師長さん，主任さん，フィードバックしてください……………… 24
　　フィードバックの活用が能力開発を促す　26
　　フィードバックしてもらうために周りの人や指導者にお願いして
　　おくポイント　28

フィードバックする際のポイント　29
　嫌われたくない……でも言わなくっちゃ……………………………… 32
　　　「注意する」を「フィードバックする」に言い換えて　33
　　　フィードバックのしかた　34
　感情の後始末─人間関係をこう考えてみよう…………………… 35
　　　内部探険のポイント　35
　　　グサッときた時は　37
　　　突き刺さることばを言われた場合の対処法　37

役割を自覚すると力が出る ─────────────── 42

　私の施設，私の部署の看護提供方式は？─看護提供方式の確認をしよう… 43
　　　「完全な」システムはない　45
　私のポジションはどこ？─組織図を書こう ……………………… 47
　　　日々のポジションも考えてみよう　49
　　　受け持ちナースの責任と権限　51
　誰の指示を受ければいい？─治療方針・計画を確認しよう………… 56
　　　組織図を頭に入れておこう　56

これだけできれば万全だ！─リーダー業務のすべて ───── 62

　初めてリーダーをする時に…………………………………………… 62
　　　チームリーダー心得6か条　62
　患者の日常生活からリーダー業務は生まれる……………………… 65
　　　チームワークシートの活用　66
　　　リーダー業務も患者次第　67
　　　日々のチームリーダーの役割と業務　68
　　　カンファレンスで注意すべきポイント　69
　人にも自分にもストローク…………………………………………… 70
　　　いい感じのストロークをためておこう　71
　仕事は分担して楽しく，早く終わるように………………………… 73

割り切ってお願いしよう　74
　　　業務分担が上手になるコツ　75
仕事の優先順位の決め方……………………………………………77
　　　優先順位をつけてムダ，ムラをなくす　78
緊急事態に備えよう…………………………………………………80
　　　訓練し，マニュアルを作ろう　81
　　　マニュアルを作っても頼りきりにしない　83
　　　判断し，決定しよう　86
　　　災害医療への備え　87
事故は起こるもの，でも防ぐもの…………………………………89
　　　起こる前にやらなくてはならないこと　90
　　　起こってからやらなくてはならないこと　92
報告をしよう，生かそう，求めよう………………………………94
　　　しよう報告　94
　　　求めよう報告　95
やらなきゃ損するカンファレンス…………………………………97
　　　カンファレンスのテーマ例　97
　　　カンファレンスのチェックポイント　98
　　　カンファレンスのための情報源を大事に　100
　　　クリニカルパスの活かし方　102
ほかの職場（他部署）との連携……………………………………103
　　　医師との報・連・相は最重要　103
　　　看護助手の力を借りる　104
　　　わかってもらいたい時には　104
　　　初めから対立しないこと　106
経済性にも目を向けよう……………………………………………107
　　　「時間」にも経済感覚を持とう　108
必要物品やME機器の準備はOK？…………………………………109
　　　現状把握のための話し合いを　110

「あっ，しまった」という時には……………………………………………111

リーダーシップはこう磨け！ ―――――――――――――113
　腕磨きを始めよう……………………………………………………114
　価値観の確立…………………………………………………………117
　人間関係能力の向上…………………………………………………120
　　思い込みや決めつけから自由になろう　120
　自分を見る目（自己洞察力）を養う………………………………121
　　自分を知ればプライドが生まれる　122
　対人の感受性を育てる………………………………………………123
　　「今ここ」に気づくこと　123
　　責任をとるということ　124
　コミュニケーション・スキルを磨く………………………………127
　　人間関係を深める分かち合い（自己開示）を行なう　127
　　分かち合っている時，分かち合っていない時　128
　　分かち合う時の注意　129
　　自己表現力を磨く　130
　　自分の主張を論理的に話す訓練をしよう　130
　　自分の感情を伝える訓練をしよう　131
　　自己表現を妨げるもの　133
　感情処理能力を高める………………………………………………135
　　批判された時の対処法　136
　役割を自覚し，役割分担に柔軟に対応する………………………139
　　役割の明確化には　140
　問題解決能力…………………………………………………………142
　目標設定と達成能力…………………………………………………144
　　標準看護計画を使おう　145
　後輩育成………………………………………………………………147
　　新人を迎えて　147

　　　　新卒ナースはチームで育てる　148
　　　　新人を育てることば遣い　149
　　　　指導の際の心がまえ　150
　　　　エルダーという名のリーダー　151
　　　　プリセプターに選ばれたら　152
　　　　プリセプターの行動　154
　　問題意識を持つ………………………………………………………157

リーダー育成のプログラムのいろいろ──リーダーを育てる人の章 ── 158

　　リーダー研修プログラムの例……………………………………159
　　プリセプター研修の例……………………………………………163
　　リーダー育成法……………………………………………………166
　　　　育成のための留意点　166
　　　　病棟でのリーダー育成の実際　167
　　フォロー……………………………………………………………168
　　　　リーダー行動の動機づけ継続のために　168
　　　　卒後3年目研修　168
　　課題設定と総括……………………………………………………173

とりあえず，もう大丈夫？ ── 176

　　　　リーダーになって一歩ずつ前進　176

おわりに ── 179

NOTE

TA	4
リーダーシップの定義	7
リーダーシップの機能	7
リーダーシップ行動	7
パス・ゴール理論	8
自己効力	13
値引き	13
人生脚本	15
フィードバック	31
苦手な人との付き合い方	39
平行交流を交差交流へ	41
固定チームナーシングのおもしろさ	52
固定チームナーシングでの受け持ちナースの役割	53
個人目標の作り方，進め方	54
あなたを助ける「小集団理論」	55
よいメンバーとは	57
休日のリーダーも悪くない	64
ストローク	72
記録集を読んでおこう	88
大震災のような危機にみまわれたら	88
標準化	91
構造分析	126
論理療法	126
あなたの「内なる声」	134
「契約書」をつくる	173

アドバイス

チェックリストの勧め(特に2年目くらいの人に)	19
リーダーシップ研修会の後のフィードバックを大切に	31
リーダーやって成長だ！（学んだことを応用しよう）	59
力がついてきたらデータ把握に努めよう	60
初めてリーダーをする日のために	63
基本的ケアの内容の再確認を(ゆとりある人に)	66
業務分担する時のヒント	76
先取り看護の勧め	76
業務の進め方のヒント	78
チームリーダーに必要な情報収集	79
キャリア別報告のポイント	95
リーダーに必要なのはゆとり	138
後輩指導	155
現状分析訓練	163

今すぐリーダーを
やらなければならない人へ

■ とりあえずやってみよう

　私は，あなたが初めてリーダーをやらなくてはならなくなった時に，「きたきた．よし，やってみよう！」とワクワクし，その日1日が終わった時点で「よし，完璧じゃないけどベストは尽くした」と充実感を味わえるようになってほしい，と思っている．

　それには，日々の活動として，あなたのやりたい看護（あなたの看護観，人間観などの価値観に裏づけられたもの）が実践できるように，あなたが看護チームはもちろん，他職種の人を含む医療チームの一員として調和を保ち，いきいきと働けることが必要だ．

　もちろん覚えるべきことは覚えないと仕事はできないから，質の高い看護サービス提供のために，あなた自身のナースとしての専門的能力開発を怠ってはならない．様々な経験をし，そこから学習していく（経験を振り返る）ことによって，やがて日々の仕事をラクラクとこなす力を獲得していけるはずだ．ただあなたの潜在能力，変革への意欲，自発性などは，あなた自身の中にあるが，あなたの能力発揮を妨げているものもまた，あなたの中にあることをお忘れなく．

　リーダーとして働く時間も，あなたの人生の一部．どのように取り組むかはあなた次第．だからこそ，愉快にさわやかにやってほしい．あなたの望んでいる看護がメンバーと共に実践できたら，リーダーとしてのあなたの喜び

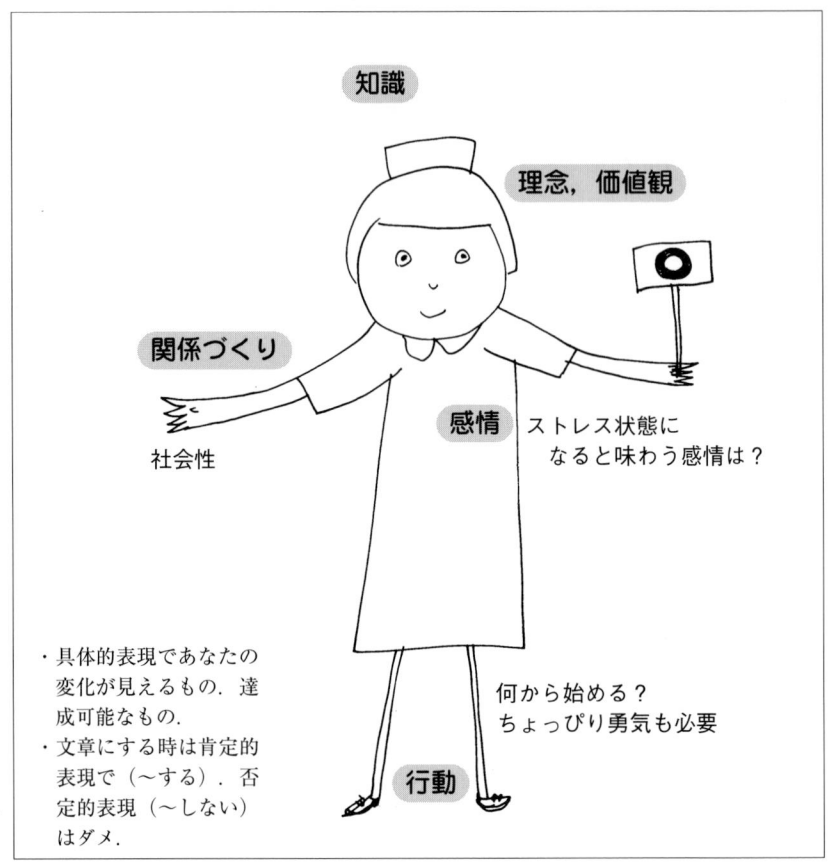

図1　自分と契約（Contract）しよう

であるだけでなく，あなた自身の自己実現の手ごたえとなるのだから．
　リーダーなんていやだなぁという人にもリーダーを受けて立ってほしいし，真正面から取り組もうとしている人には自分の能力のすべてを使って，リーダーとしての業務を遂行し役割を果たしてほしいので，私の考えをとりあえず伝えたい．この本に書かれている考え方や情報を取り上げて検討するのはもちろんOK，捨て去るのもOK！　これはそんな本なのだ．読みながら何から始めるか自分と約束（契約）すると効果的（図1）．

■悩みはみんな同じだ

　さて，日々の看護のチームリーダーになった時に困ったり悩んだりすることは，だいたい全国的に同じようなものだ．リーダーシップ研修前のアンケートやレポートから拾ってみても，よく似ているうえにキャリアによる差もほとんど感じられない．ただし，表現されたことばの裏にある事項や状況は個々によって違う．たとえば「人間関係がうまくいかない」ということ1つ取り上げても，上司との関係に悩む人，後輩にイライラしている人，同僚との付き合いを何とかしたい人，と様々だ．

　若いリーダーが抱く大きな悩みの1つは，先輩と比べて「私がリーダーをすることで業務がスムーズに行なえていないのではないか，頼りないリーダーだと思われていないか」「先輩ナースに指示を出しにくい．自分のことで必死になり，メンバーのフォローができていない」などと考え，リーダーのポジションを負担に思うことだ．日々の看護チームでは，誰かがリーダーを引き受けなければならない．若いナースが多い職場なら，卒後2年目でもリーダー業務が始まり，悩みもまた始まる．

　ただ，その解答のほとんどは，自分の中にある．ある状況に出会った時に，あなたがどう感じ，どう言ってほかのメンバーに影響力を行使するかが問題なのだ．このような問題や課題があなたの前に現れた時，取り組む際のあなたの感情に気づいておくとよい．おびえたり不安を感じると行動しにくくなるし，「おもしろそう，やってみよう」と感じれば行動も積極的になるだろう．のびのびやれば，よいアイデアも出やすい．そのためには，自分を見る目を養うことである．そのための理論の裏付けや方法を見つける手がかりに，TA（Transactional Analysis，交流分析）の学習もいいだろう．

　とにかく，悩みはみんな持っていると思って取り組もう．

NOTE

■ TA

TA（Transactional Analysis＝交流分析）は，エリック・バーンが創始した心理療法の1つで，パーソナリティ理論として，コミュニケーション理論として，児童の発達理論として，そして精神病理の理論として，人間理解に実際的な知識と技術を提供しているものである．

TAは，「人は誰でもOKである．誰もが考える能力を持つ．人は自分の運命を決め，そしてその決定を変えることもできる（イアン・スチュアート，ヴァン・ジョインズ著，深沢道子監訳：TA TODAY－最新・交流分析，8，実務教育出版，1991）」ことを基本的な理念にし，自立（律）をゴールとしている．

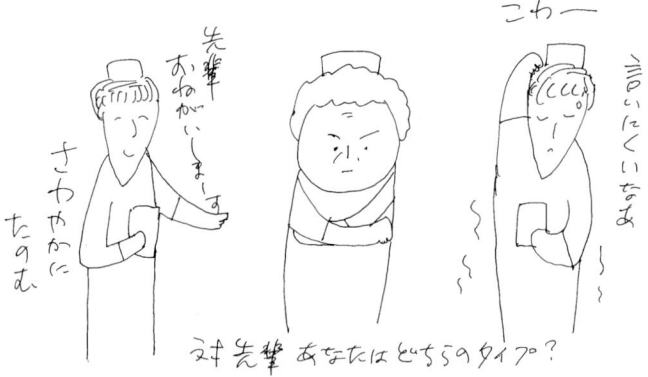

リーダーになっていくために
実力を発揮するための心がまえ

■ ナースはリーダーシップを求められるもの

「リーダーをやりなさい」と言われた時,「あ,私は向いていない」「リーダーなんていやだ!」と否定的に反応する人が多い.また,「私はリーダーシップがとれない」「あの人は生まれつきリーダーだ」というような声も聞く.

リーダーシップは目的,目標に向けてほかの人に行使する影響力だが,生まれつきの知力,体力,感性とは無関係ではないものの,基本的には誰もが持っている内在的パワーなのである.つまり,リーダーシップは子ども時代から遊びの中などでも鍛えられる社会的能力と考えられる.だから,個人差があって当然だし,学習でき訓練すれば強めることもできる.

あなたは「生まれつきナース」だったわけではない.看護について学び,ライセンスを取得し,新人として訓練され,研修会で学び現場で先輩たちに導かれて今があり,今も学びつづけて自分を強めたり深めたりしていることに気づいてほしい.このようにして獲得した能力をコンピテンシーといい,知識とスキルと態度から成り立つ.それを土台にして看護現場でリーダーシップを発揮するのである.

「リーダーシップは学ぶことができる」という考えを初めて唱えた人物はメアリー・パーカー・フォレット(1868~1933)だと,S・クレイナーが紹介している(スチュアート・クレイナー著,嶋口充輝監訳:マネジメントの世紀1901~2000,95,東

洋経済新聞社，2000）．

　さて，リーダーシップは集団に見られる現象の1つだから，集団をそばで観察していると，誰がリーダーシップをとっているか，やり方はどうか，また誰とどのように交代しているかがわかる．つまり集団にはリーダーは不可欠で，状況によってリーダーが交代するということだ．ところがリーダーとして指名されても，リーダーシップがとれない人と，指名されていないのにいつのまにかリーダーシップを発揮している人がいたりもする．リーダーシップはその人の内的な力だから，うまく発揮される時と，そうでない時があるだけともいえる．

■急変時のことを考えてみよう

　どのような看護方式で看護を提供していてもナースは交代輪番勤務でナース仲間とチームを組む．また医師をはじめコメディカル・スタッフと協働する．そのような時には，看護上の問題や患者のニーズ充足のために，他職種の人々にいやでもリーダーシップを発揮しなければならない．たとえ新卒ナースであっても，患者や家族を説得したり，ニーズを引き出したり，食事指導や退院指導をする場合など，リーダーシップを必要とするケースはたくさんある．

　急変時もその1つだ．たとえば新卒ナースが下膳のため入室した時，ベッドサイドに患者が倒れているのを発見したとする．駆け寄って様子を見ると緊急事態のようだ．まずコールを押し誰かを呼ぶ．来てくれた人が自分より年上でも看護助手なら新卒ナースがリーダーシップをとる．ライセンス上の責任があるからだ．自分より能力のあるナースや医師が来てくれたら直ちにリーダーを交代，メンバーとなって指示を受ける側に回る．

　このように，リーダーシップ発揮には状況の把握が必要となる．患者をよく観察し，患者自身や患者を取り巻く状況を把握することで，看護上の問題解決に向けたリーダーシップはとりやすくなる．

　患者の命を救い，回復に向けて医療者の力のすべてを総合して援助していく時には，医師がリーダーシップをとる場合が多い．しかし，患者の日常生

活やその過程が重視される場面においては，ナースにリーダーシップが求められるということを自覚しよう．必要ならナースが医師に対してリーダーシップをとり，患者のために何かをしてもらうよう働きかけをしないといけない場合もあるはずだ．いま誰がリーダーシップを発揮すればよいかの判断さえも，ナースにかかってくることがある．なぜなら，患者の24時間の生活状況を最もよく把握しているのはナースなのだから．

> [!NOTE]
>
> ■ **リーダーシップの定義**
>
> R.M. ストッディルは，リーダーシップとは「目標設定や目標達成に向かう集団の活動に影響を及ぼす過程（行動）である」と定義し，T.D. カートライトは，「集団の目標達成，目標へ向かっての移動，成員間の相互作用の質の改善，集団の凝集性の高揚，集団資源の活用，などを援助するよう成員たちによって遂行される行動である」とした．
> （佐々木薫，永田良昭編：集団活動の心理学，69, 有斐閣, 1987）
>
> ■ **リーダーシップの機能**
>
> リーダーシップは，集団内における機能として定義されるが，その機能とは次の2つである（二機能説）．
>
> 1. 目標達成機能
>
> 目標を具体的に明確化し，計画し，そして達成のための方法やコツを示し，成員たちを仕事の遂行に向かって動機づけ，最大限に働くよう圧力をかけ，準備する，というような諸機能がこれに相当する．
>
> 2. 集団維持機能
>
> 集団が協調的な1つの全体としてまとまり人間関係を良好に保ち，集団の和を図りコミュニケーションを改善・促進し，成員の意見や不満に耳を傾け，それに基づいて集団内を調整し，集団の魅力を高めるように働きかける諸機能．
> （佐々木薫，永田良昭編：集団活動の心理学，70, 有斐閣, 1987）
>
> ■ **リーダーシップ行動**
>
> リーダーは，メンバーに対して，目標達成のために集団や組織内でメンバー間の相互作用を引き出し，促進する働きかけが必要で，常にほかのメンバーを課題達成に向けて導くという行動が中心となる．単にリーダー個人の特徴だけでなく，①メンバーの特性（態度，欲求など），②組織の持つ特徴（目的，目標，組織構造など），③文化的，社会的，経済的環境の特徴，以上の3つの状況的特性の組み合わせとなる．したがって，組織自体が目ざす課題達成がなされ，リーダーの満足，メンバーの満足が実現されると効果的なリーダーシップと言える．
> （西岡忠義ほか：リーダーシップの心理, 27-28, 大日本図書, 1976）

■パス・ゴール理論

　メンバーの目標達成を助けるために，リーダーは，必要な方向づけや支援，助言，教育を行なう．道筋（パス）を示し，メンバーの業務目標（ゴール）が達成できるよう動機づけたり指導・助言したりという必要な行動をリーダーは選択していく．これが，状況適合理論の1つでロバート・ハウスが提唱した「パス・ゴール理論」である．
　ハウスは，
①何が期待されているか，スケジュールや達成方法を具体的に提案する指示的リーダー
②親しみやすく，メンバーへの配慮を示す支援型リーダー
③決定する前にメンバーに相談しその提案を活用する参加型リーダー
④高い目標設定をし，メンバーに全力を尽くすよう求める達成志向型リーダー
の4つのリーダーシップ行動を規定し，この4行動のいずれをとるかは，その状況によって可変的であるとしている．
（S・P・ロビンス著，髙木晴夫監訳：組織行動のマネジメント－入門から実践へ，226-228，ダイヤモンド社，1997）

■ リーダーを引き受けてリーダーシップを鍛えよう

回数を重ねる意味

　ナースは，患者，先輩や後輩のナース，医師など，いつも誰かと共に活動しているので，否応なくリーダーシップの発揮が期待される．キャリアがあろうとなかろうとだ．そのうえ，交代輪番の看護チームの中では，誰かがリーダーシップをとらなければならない．
　「明日のAチームのリーダー，お願いね」と，突然師長さんから言われる人もあれば，「そろそろチームリーダーをしてもらいますよ．4日間リーダーをつけるから仕事を覚えてください」とか「日勤リーダーの訓練をしましょうか」と予告や教育をしてもらえる人もある．自分ではリーダーなんてやれないと先輩に頼って仕事をしていても，いつかはその日がやってくるのだ．チームリーダーとしての依頼がなくても，新人教育担当者に選ばれて新卒ナースにリーダーシップを発揮しなくてはならない立場になるかもしれない．いずれにせよ，リーダーという役割は受けて立たなければならないのである．

それなら「できない」「向いてない」などと逃げ腰になるより，真正面から取り組んでみよう．回ってきた役割をしっかり受けて立つことを，私はお勧めする．誰でも初めから上手にやれるわけではない．悩んだり不安になったり，仕事を負担に思ったり，遠慮して先輩ナースに指示が出せなかったり，というのも多くの人がたどる道筋なのだ．訓練され，「成長を促す経験」を積み，経験から学んでいく．多くの先輩はそのようにして，看護チームのリーダーになったのだ．

「『成長を促す経験』は特定の仕事ではなくその状況における（ときには仕事外の経験），不快感やトラウマの体験である」とM・マッコールはいう（モーガン・マッコール著，金井壽宏監訳，リクルートワークス研究所訳：ハイ・フライヤー─次世代リーダーの育成法，117，プレジデント社，2002）．

頭の中で，あれこれうまくいかない場面を想像して自信をなくすというのは，考えてみるとバカげているが，無意識のうちにろくでもないことや失敗した時の自分の姿をイメージしたり，そのイメージに自分の心が反応していたりするのだ．要するにあなたの想像力が不安を生んでいるのだ．だから，「自信がない」，「ヤダ！」という反応をしても，それはそれで自然なことだ．でも逃げ続け断わり続けて回避できるだろうか．また同期がリーダー業務をしているのに，自分にはチャンスがこないのも悔しいではないか．先に紹介したマッコールも「大人は重要なことを達成するために，新しいスキルを獲得する必要性が生じたとき最もよく学ぶと言われている」と述べている（前掲書，105頁）．

「やってみなくっちゃ始まらない．とりあえず受けて立とう」という反応をする人は，上手にリーダーを務める先輩を観察したり，リーダーの仕事とは何だろうと手順書を読んだりして事実を理解し，それに応じて対処する．自分は何ができるか何が得意か，自信がないと感じるのはどんな人や事柄に対してなのかなどを見据えて必要な行動をとっていく．困ったら先輩にSOSを出せばいいし，リーダー業務のポイントを書いたメモを白衣のポケットに入れておき，混乱したら取り出して見るようにしておくのもいいだろう．

自分のできることが人の話をじっくり聞くことであるならば，その長所を

活用することだ．得意の分野で自分を発揮していると，少々苦手なことも克服しやすくなるし，小さな成功の積み重ねが自信につながる．

■ **リーダーを命じられた時の反応は？**
　リーダーシップを鍛える早道は，どんなグループ活動でもいいからリーダーをやってみることだ．恐れずにどんどんやっていこう．たとえば，新しい課題が病棟会で提示され，みんなの賛同を得て課題達成のためのグループが作られた．しかも師長さんがあなたにそのグループリーダーになるようにと言う．こんな場合，あなたならどう反応するだろう．

① 「エッ！（そんな難しいこと）私にはできません」と間をおかずに拒否．断固断る．
　その課題の内容など検討もせず，反射的にできないと決めつけている．もしかしたら無意識で「NO」を言うのが口グセか，あるいは1,000円の品物を780円で売る時「値引き」というように，自分自身の能力や解決の可能性を無意識のうちに値引いている（自分を過小評価してできないと決めつけ，取り組もうとしない：TA理論における「値引き」，13頁参照）．

② 「エーッ？　私ですか　そんな（ヤダ！）」と，したくないという態度を露骨に見せる．
　自分の性格の否定的な面（面倒なことはしたくない，苦労するのはいやだと逃げるなど）を表現して，結局周りとの調和を欠いたり，問題解決をしなかったという効果的でない結末になっている時，「値引き」が起こっている．
　いつもこの調子で断っていると，仲間からわがままで非協力的だとレッテルをはられ，いざという時，協力してもらえなくなる（グループから浮く）．

　あなたはどちらだろう．「ちゃんとやることもある」と反論する人は，「ストレスになるような課題の時」と限定して考えてみよう．①の人も②の人も，もし断った後で「やっぱり受けるべきだったかな」などと，断ったことにこだわるとしたら，きっといやーな感じを引きずることになる．しかも師長さんから「じゃ，いいわ．もう頼みません！」などと強い調子で言われると，いやー

表1　4W1Hの思考

WHEN（いつ）	時刻，期日，期間，時期
WHERE（どこ）	場所，会場，部署，ポイント，注意点
WHO（だれ）	当事者，協力者，責任者，対象者，関係部署
WHAT（なに）	事柄，手段，経費，PR，効果予測，トラブル，プログラム
HOW（いかに）	やり方，かかわり方，いい方，雰囲気づくり

な感じの相乗効果．課題が違ってもいつもこのパターンにはまり，罪悪感を引き出されてしまうということになったりする．

■前向きな反応に切り替えよう

そこで第3のパターン．

③「エーッ．やれるかなぁ．自信ないけどみんなが助けてくれるならチャレンジしてみます．知恵を貸してください」と受けて立つ．

「今，ここ」の状況や課題に真正面から取り組み，気持ちを肯定的なものに切り替える．感情が変わると行動も変わるものだ．

覚悟を決めると，とりあえず根性が据わる．しかし，根性だけで何もかも乗り切るのはムリなので，よく考えよう．ここで，毎度おなじみ看護過程の展開をするように，問題解決技法を枠組みに使うことだ．現状把握から始め，ステップを追っていくこと（問題点が見つかってもすぐ解決策に飛びつかず，現状把握や原因追及をしっかりやること）．それらを文字にしていく．きっと何かヒントが出てくるし，アイデアも生まれるものだ．いつも4W（whyは問題意識そのものなので，残り4つでOK）1Hの思考をしておくと具体的になっていく（表1）．大切なのはあなたの考えたことを，ほかの人たちと分かち合っていくこと（これが自己表現）．見やすい資料や報告書を作るとますます協力してもらえるだろう．いつも自分は何を願っているのだろうか，何がしたいのだろうか，と自問自答すること．

この③は私にはムリ，という方には，①の変形．まずは，自分が無意識のうちにNOと言いやすい傾向のあることに気づいておくこと．師長さんが「あなたにお願いしたいわ」と言った時こそ勝負．NOが口から出る前に

「ちょっと考えさせてください」と言うことに決めておくのだ．そしてその間にじっくり検討し，本当に受けられない時は，はっきり NO を．吟味して NO を言った時はスッキリしているはず．逆に，何とかやれそうな時あるいはいやだけど自分がやるしかないと感じる時は，YES と言う．あとは問題解決技法を．

　次に②の変形．「そうですね」とひとまず受けてから，状況をよくみて，可能性を探る．その時，あなたの頭の中で断るべきでないという警報が鳴ったら，たとえば「断ると仲間はずれにされそう」とか「これ以上 NO と言うとやばい．師長さんを怒らせてしまうぞ」と感じたらその第六感を信じよう．案外当たっていることが多いのだ．いやでもほかに人がいないし，時間もないといった時なら，すっきりはっきり，さわやかに気持ちを切り替えて，「やってみます」と返事をして現実的に取り組み始めよう．そのほうがあなたのパワーを発揮できる．周りの人に助けを求めていけばなんとかなるものだ．今までもいろいろなことを切り抜けてきたのだから．だれもがある日初めてのことを経験し，成功や失敗を重ねて成長するのだ．

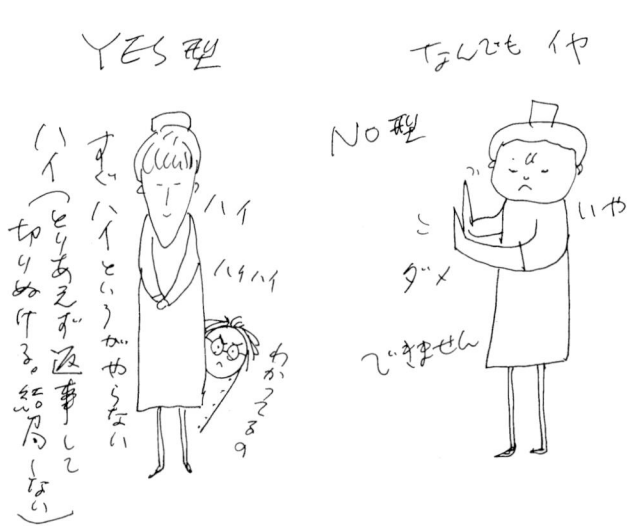

NOTE

■自己効力

自己効力(self-efficacy)とは，A・バンデューラが1977年に提唱した概念で，これから何かを行なおうとする時，きっとうまくできるとか，へまをするんじゃないかとか，自分の行動や能力を予測すること，そのような自分の能力に対する予期や確信のことである．自己効力は，一度やってみて成功すると，次もうまくやれるという自信がでて高まっていく．また，何らかのモデルを見て，自分もやればできると予測したり，人から励まされたりしても高めることができる．
(梶田叡一：自己意識心理学への招待－人とその理論，195-205，有斐閣，1994)．

■値引き

値引きとは，「問題解決に関連する情報に気がつかずに無視すること(イアン・スチュアート，ヴァン・ジョインズ著，深沢道子監訳：TA TODAY-最新・交流分析入門，218，実務教育出版，1991)」である．それが行なわれると，問題解決に向けて受動的になり，その結果，状況を過小(過大)評価してしまうので，問題解決に取り組まないか無視することになる．また，ささいなことにこだわってゴチャゴチャ説明したり，逆に自分の感覚を表現するのに大げさな言い方(責任の重さに押しつぶされそうです，など)をする時も，値引きが行なわれている．
　また「看護理論を読んでみたいと思います」という言い方には「思うだけ」「本当は読みたくないの」という含みがある．だから，「できない」ということばも「しない」「したくない」を含んでいる時は値引きが行なわれているのである．また，笑いながら不愉快な話をする(「私，事故っちゃったの」と明るく笑って言う)ような場合も値引き．本当はとても不愉快だったのだから，笑っている場合ではないはずだ．
　リーダーとして学生や新人を指導する時に，「このことはわかりましたか」との問いに，「はい」と返事があっても相手が目を合わせようとしない場合に，その非言語的メッセージを「本当はわからないのです」と読みとり，もう一度確認しよう．自分も相手もそれぞれが値引きしているかもしれない．「はい」を「了解」と読みとると過大評価になる場合(これも値引き)もあるので，気をつけよう．

「ドジでブスのクラブ」には入会しない

　余裕のある時はどんどん仕事もこなせるのに，余裕がなくなると「自信がない」「私にはムリ」「きっとやれない」「うまくいかないに違いない」などと感じ，おびえてしまったり弱気なセリフを口にしてしまう人はいないだろうか．新しい課題を示され「やってみて」と言われた時も同じこと．ストレス状態へのとっさの反応が前記のような人は，TAの理論家であり実践家でもある心理療法士，ミュリエル・ジェイムスのいう「ドジでブスのクラブ」(ミュリエル・ジェイムス著，深沢道子訳：突破への道－新しい人生のためのセルフ・リペアレンティング，109, 社会思想社，1984) に入会しないように気をつけよう．

　ストレス状態になると，5, 6歳の時のうまくやれなかった体験への反応の，無意識の中にある記録がひもとかれて，うまくいかなかった時の言い訳や口実を無意識でひねり出してしまう．それはあたかも，幼少時に両親や祖父母から「お前はドジだねぇ」「お前はブスだ」「のろま！」「お兄ちゃんに比べて，お前はどうしてそうバカなんだ」などと言われた時の，あのいやな感じや，それへの反応を再演しているかのようだ．この再演は人生脚本からくる(人生脚本については15-16頁NOTE参照)．そしてその結果，無意識のうちに「そんなこと言ったって，できないもん」とか「どっちみち私は何もできないバカなの」と，自分に閉じこもったり，言い逃れをしたりしているとすれば，あなたは「ドジでブスのクラブ」活動をしていることになる．

■心配症の原因を考えてみると

　「ドジでブスのクラブ」の人は極度の心配症でもある．「もし～だったらどうしよう」「きっとへまをする」「人がどう思うだろう」「2度あることは3度ある」などなど，ひっきりなしにいやな感じのイメージが頭に浮かんでくるのだ．グールディングは「心配症は作られる」と言っている．つまり，心配症の親が心配症の子を育てるのだ．子どもを危険から守りたいからとはいえ，「木に登って，落ちたらどうするの！」「危ないから～してはだめ！」「～しておか

ないとひどい目に遭うぞ！」「～になっても知らないからね！」などと，私たちは，心配症にならずにいられないほど，両親や祖父母から，この種のメッセージを与えられてきている．そう考えれば，心配症になるべくしてなっているのだ．自分が心配症だと気づいたら，「あ，今私は5,6歳児の頃の反応をしているぞ．でも現実はどうだろう．どう行動すれば切り抜けられるのか．うまいやり方はないかな」と考え直してみるなど，大人としての行動に切り替えることだ．

それでもやっぱり心配な人には『心配症をやめる本』（メリー・グールディング＆ロバート・グールディング著，深沢道子ほか訳，日本評論社，1995）をお勧めする．

NOTE

■人生脚本

エリック・バーンは，人生脚本を「無意識の人生計画」と定義している．生まれた時から書き始め12歳頃までに書き上げる自分の人生のための特定の計画で，両親が多大な影響を与えるが，最終的にはその子ども自身が決断したものだ．両親や祖父母などから受けた様々な影響（お互いにまったく気づかずに，ネタを渡したり，脚本を書き上げたりしている）は，今その人の生き方（感情の味わい方や反応のしかた，思考や行動のしかたなど）に表れてくる．自分の行なった早期の決断に基づく行動をとっている時，脚本にはまり込んでいるのだが，そのことに気づいていない．ストレスが大きい時ほど，そして5歳頃のストレスに似ているほど，脚本に入り込むという．

幼い時，私たちは無力で親たちはスーパーマンだった．体も小さく体力ももとよりない．生きていくためには，親に全面的に頼るしかなかったし，自分の欲求を満たそうとするのに，泣いたりわめいたり従順になったりと，それなりに戦略を立てていた．大人になった今，かつての無力だった時と同じような感情を味わうストレス状態になると，無意識に5,6歳頃の慣れたやり方をとってしまうというわけだ．

テキパキ仕事ができ，その代わりこちらに要求するレベルも高い先輩とチームを組んで仕事をする時，ハッと気づくと，5,6歳頃のような感情を味わっている．すなわち，「私はだめだ」「完璧にやれない」「自信がない」「あの人は私のことをだめなナースだと思っているにちがいない」などと，一瞬のうちに子ども時代そっくりの反応をしているのだ．これを，脚本どおりの生き方をしてしまう，と交流分析では考える．

しかし，それに気づくことによって，いつでも脚本は変えられる．「あ，またやってしまった」「いつも～だ」という，行動に気づいていくこと．人生脚本は「人がなぜ

そのような行動をとるかを理解する方法を与えてくれる(イアン・スチュアート, ヴァン・ジョインズ著, 深沢道子監訳：TA TODAY-最新・交流分析入門, 141, 実務教育出版, 1991)」重要な機会である．わかっちゃいるけど, 気づくと繰り返し味わっているおなじみの感情「Not OK」．でもリーダーになったら, 「自信がない」「私はできない」と言っているだけでは解決しない. とにかく現実に向き合おう.

メリーとロバートは, 「ネガティブな早期決断の土台になっているもの」が, 以下のように12あることを見つけた(メリー・グールディング&ロバート・グールディング著, 深沢道子ほか訳：心配症をやめる本, 169-178, 日本評論社, 1995).

その12を禁止令(ストッパー)といい, ①いるな(存在するな), ②お前であるな, ③子どもであるな, ④成長するな, ⑤成功するな, ⑥(何も)するな, ⑦重要であるな, ⑧属するな, ⑨近づくな, ⑩健康であるな, ⑪考えるな, ⑫感じるな, であり, これらは親の非言語的メッセージによって子に伝えられる.

イアン・スチュアートはこのリストを修正して子どもは, ①「私は存在してはならない」②「私は私であってはならない」③「私は子どもであってはならない」④「私は成長してはならない」⑤「私は成功してはならない」⑥「私は何も実行してはならない」⑦「私は重要な人物であってはならない」⑧「私はみんなの仲間入りをしてはならない」⑨「私は近づいてはならない」⑩「私は健康であってはならない」⑪「私は考えてはならない」⑫「私は感じてはならない」という脚本を信条としてこれらの決断を大人になっても持ち続ける, と述べている(イアン・スチュアート著, 杉村省吾ほか訳：交流分析のカウンセリング, 79, 川島書店, 1995).

これに対して, テイビー・ケラーが発見した, 親の言語的メッセージで伝えられるものは拮抗禁止令といい, 以下のように5つ存在する. すなわち, ①早くあれ, ②強くあれ, ③完全であれ, ④もっと努力せよ, ⑤(親や他人を)喜ばせよ, がそれである. これらは, 子が強迫的に従わなければならないと感じている命令なので, 駆り立てるものという意味で, ドライバーと呼ばれる(イアン・スチュアート, ヴァン・ジョインズ著, 深沢道子監訳：TA TODAY-最新・交流分析入門, 197-202, 実務教育出版社, 1991).

いずれにせよ, 両親があなたに与えた「しろ, するな, 〜であれ」などのことば, スローガンやモットーなどを思い出してメモしてみると, 簡単にわかる. たとえば「男は泣くもんじゃない」「女らしくしなさい」「口答えするな」「世間様がどう言うか考えてみろ」などに思い当たるだろう.

イアン・スチュアートは「幼児の人生計画は, たんに外的圧力や両親, 環境によって決断されるわけではなく, むしろこれらの外的圧力に対する反応として『決断される』のである」と述べている(イアン・スチュアート著, 杉村省吾ほか訳：交流分析のカウンセリング, 23, 川島書店, 1995).

■「リーダーは生まれつき」という神話や「私はリーダーに向いていない」という思い込みにさよならしよう

　リーダー研修の事前レポートに，リーダーシップとは「統率力」とか「先頭を切ってみんなを引っ張っていく人」「社交的，外向的，積極的な性格」とかをイメージして書いている人を，よく見かける．確かに「名詞＋ship」のshipは能力を指すが，リーダーシップを特別な能力や性格というのではなく，ある集団がおかれている状況の中で，ある人が遂行する機能としてとらえ，集団の目標達成に向けて，どういう行動が効果的かを考えていこう．

　そもそも，リーダーに求められる資質とか性格とかのリストを，私自身は見ないことにしている．パーソナリティにかかわる項目を見たら最後，つい「ゴメンなさい，私，リーダーに向いてません」と恐れ入ってしまうからだ（すぐに恐れ入ってしまうのも性格の一部！）．

　かつて，優れたリーダーは優れた資質（パーソナリティ）を持つという仮説に立ち，リーダーに向いた人とそうでない人の特性の違いを明らかにするというリーダーシップの研究があり，それは第2次世界大戦の終わり頃まで盛んだった．しかしその結果，リーダーを特徴づける共通の特性は見いだされなかった．そういうことだから，まあまあの知力，体力，感性がベースにあればいいと割り切ろう．

■リーダーシップは関係性

　リーダーのパーソナリティと，メンバーやその組織集団がおかれた状況（社会的環境という状況も含めて）とが複雑に絡み合うのは事実だ．たとえば，1995年の阪神・淡路大震災の時には，看護部長の立場にある人だけでなく，若いスタッフナースでも緊急に際して優れたリーダーシップを発揮している．そういう場合，普段目だたないパーソナリティの人がたくましくなる，といった例は枚挙にいとまがない．だから，特性のことは無視せず頭に置き

つつ，本書では「効果的なリーダーシップを発揮する」ということに関心を持つ人を応援したい．リーダーシップとは1つの関係性であり，リーダーとメンバーの相互作用の中でリーダー自身もメンバーから影響を受ける．だからこそ，目的，目標の達成に向けて，メンバーに効果的影響力を発揮していくリーダーの行動は，その時の状況に応じて柔軟でありたい，と私は考えている．

というわけで，生まれつきと考えたり，自分は向いていないと決めつけることをとりあえずやめ，本書を最後まで読んでみてほしい．最初にも述べたが，「そうか，結構私もやってるな」と感じてもらえたら，本書の存在意義もあろうというものだ．

遺伝による知力，体力，感性の差といった能力（まとめていうとその人のability）は確かにあるだろう．しかし，新生児室にリーダー赤ちゃん，メンバー赤ちゃんなどいない．年を経るにつれ，リーダーシップをよくとる子どもと，フォロワーになる子どもは観察される．したがって，リーダーシップを，後天的に訓練や経験によって培っていける能力（competence），すなわち社会的能力と考えてよいのではないだろうか．

「できる」リストと「できない」リストを作ってみたら？

あなたの新卒時代，業務を覚えていくために自分のできることと，できないことを先輩たちがチェックリストを作って指導してくれたことを覚えているだろう．あの要領で，自己の持つ能力を点検してはどうだろう．

> **アドバイス**　チェックリストの勧め（特に2年目くらいの人に）

　日常的によくある疾患の看護，処置や検査の介助などルーチン的な業務を，①自信がある，②半分くらい手伝ってもらいたい，③自信がなくて1人じゃできない，助けて！　というふうに分類したリストを作っておきましょう．1年目の時に先輩がオリエンテーションしてくれたり，チェックリストを使いながら教えてくれたことを，もう1度おさらいすることになります．

　1年目の時の経験録やチェックリストの項目をあげ，自分で3段階に分けて自己評価しましょう．たとえば，持続点滴の管理，IVH挿入時の介助，開腹術前の処置はできる，夜間の緊急入院時の受け入れはまだ半分くらい手伝ってほしい，というように．そして「できない」と分類されたものは，2年目の研修項目にするなど，対応策を考えましょう．このように，自信を持ってできる業務範囲がわかると余裕が生まれ，リーダーシップが発揮しやすくなります．また，自信がある項目も，①自分はできる，②他メンバーに指示が出せる，というような分類をしておくといいでしょう．

　リスト作りの際は，先輩に助けてもらって，自分に必要なものをピックアップし，その後で自分でどれだけデータを入れられるかやってみましょう．この時，病棟全体の状況が大まかにつかめると，日々の変化がとらえやすくなります．状況変化がとらえられると，自分が何をすればいいかが決めやすいですね．

　自分は何をしたいのか，どんな看護援助をしたいのか，これでいいのだろうか，と悩んでいると，何もできない自分に気づくことがあります．でも，そこで落ち込んでいるだけではダメ．日常的なことが把握できていれば，何とかできるはずです．後は，あなたの対処能力．親切に教えてくれるドクターリストやSOSに快くこたえてくれる先輩リストも，あるといいですね．

　まだまだ経験年数が短く，主体的に動けないのが自分．それで当たり前なのだから，先輩に少々きつい言い方をされても，めげないで自分にOK（私は誠実にやっている，SOSを先輩に出せる私は大したものだ，私は○○はできるなど，肯定的な表現）を出していきましょう．

(西元勝子)

憧れの先輩リーダーをモデルにしよう

■こんなリーダーは困る．いやだ！
　ある病院の卒後2年目リーダー研修でもらった情報をまず紹介する．
・何か間違いが起こった時，自分が把握していないことなのに確認もせずメンバーを叱る人．
・確認せず，メンバーがある程度できると勝手に思い込む人．
・メンバーの力の限界よりも，仕事を多めに割りふる人．
・質問した時，きちんとした理解と知識を持っていない人．わからないなりに一緒に勉強してほしい．
・物事を頼みにくい人（リーダー業務で手一杯の感じの人）．質問しようにも，忙しそうで聞くこともできない．
・話を聞いてくれない人．意見を言っても頭から否定されたり，聞き流されると，もういいやという気になる．
・重症患者などがいてメンバーが忙しいのに，リーダー業務だけしかしない人．心配りがなくて，体も動かない．
・自分の仕事をするスピードや技術を基準にして，メンバーを批判する人．
・忙しくなると急にイライラして感情的になる人．つまり，気分の良し悪しが態度に出る．
・「こんなことも知らないの？」と言う人．もっとプラスになる言い方で指導してほしい．
・普段の表情から尋ねにくい人，無表情の人．
・情報を独り占めして，伝達の不十分な人．
・フォローがない人．後で教えてくれないで，陰で言うのは最悪．

■お手本にしたい先輩リーダーの行動
　厚生連篠ノ井総合病院（長野）のリーダー研修（卒後3年目対象）で「お手本になるリーダーはいますか．いる人はお手本にしたいことを記入してくださ

い」という事前課題が教育委員によって出された．

　その結果，日々のリーダーの役割と業務について，先輩リーダーの行動でお手本としていることとして次のようなものがあった．

【情報・状況把握について】
・チーム内の患者およびメンバーの状況を把握している．
・ほかのチームの患者のことも知っており，チーム間での応援ができる．
・自分のチームはもちろん，ほかのチームにも目を向けることができる．
・業務量をきちんと把握している．

【メンバーへの配慮・声かけ】
・メンバーがどんなことを大変と感じているか，困っていることは何かなどに気づくことができる．
・全体の流れを見ながら，ほかのメンバーのフォローができる．
・未経験や経験の浅いこと，自信のないことがあればアドバイス・フォローしてくれる．
・1人でできない処置などあれば，そのたびに声をかけてくれる．
・仕事が進んでいないときは，助言をしてくれる．相談にのってくれる．
・いつも周りに気を配り，「大丈夫？」と声をかけてくれる．
・仕事を始める前に「今日も頑張ろうね．」と挨拶してくれる．
・メンバーとコミュニケーションがとれる．
・自分の意見を押し付けず，メンバーの意見を聞いてくれる．
・病棟が明るくなる．

【業務分担・予測判断】
・2人以上必要な処置などは時間を調節し，スムーズに行なえるよう配慮，行動している．
・時間調整がうまい．
・メンバーの休憩の配慮ができる．
・優先順位を考えて，1日の流れを作ってくれる．
・チーム内の現状をすばやく理解し，1日の動きを構想できる．
・メンバー1人ひとりに合わせて仕事を割りふれる．
・的確な判断・指示を出してくれる．
・急変時や，突発的な事態に対してもメンバーに指示を出してくれる．

【連携】
・他職種との連携がスムーズにとれ，患者の問題解決のために積極的にかかわっている．
・上申が的確にできる．
・トラブル発生時，師長・主任へ速やかに報告・相談できる．
・問題点に気づき，必要時カンファレンスを行なうことができる．

【指導・育成】
・メンバーへの指導ができる．
・良かったこと，悪かったことを言ってくれる．
・自分が気づかなかった病態生理などについて指摘してくれる．
・部屋の割り当てや業務分担を決めるなど，患者層やメンバーのことを考え，根拠をもって言ってくれる．
・相談しやすい環境を提供し，また問題解決や意思決定を一緒に考えメンバーの考えも尊重し，答えを導いてくれる．
・わからないことを質問すると要点を説明してくれる．

(情報提供：厚生連篠ノ井総合病院　内田寛子さん，清水麻子さん)

また，卒後5年目の末岡千佳さん(国立病院機構柳井病院)は「私の目ざすリーダー像，そうなるためにどう行動したらよいか」をテーマに次のようにレポートした．

「私が目ざすリーダー像は，周りが見渡せ，適切な判断ができるリーダーである．具体的には，業務がひとりのチーム員に偏り負担がかからないように分担し，声をかけあいながら務めるようにしたい．
　そう思った理由は，目標にしたい先輩ナースがおり，その人がチームリーダーの日は，病棟内の動きがスムーズで気持ちよく仕事ができるのだ．私が業務を抱えて困っているときは，むこうからすぐ声をかけてくれたり，どんなに忙しいときにも嫌な顔せず聞いてくれるので，とても言いやすい．そのためチームワークもよく，報告・連絡・相談が行き届き，スムーズに業務が進むのだ．一緒に仕事をすると心強く，頼りがいがあり，安心して仕事ができる．
　今の私には，そんな余裕もなく，病棟全体の動きまでをつかむことができていないと思う．もっと広い目で病棟全体を見渡し，チーム員がおかれている状

況を把握し先にすべきことを判断し行動ができ，業務に支障がでないようにしなくてはならない．そのためには，日ごろから広い目で観察するように心がけ，私がうれしく，心強く思ったことは，チーム員に還元できるようにしたい．日々忙しい業務の中，ヘルプを求めにくいこともあるが，私はそういった状況下でも，ヘルプを求めにくいような態度・言葉ではなく，チーム員が声をかけやすい環境をつくりたいと思う．」

あなたの憧れのリーダーは誰？　その人の行動をよく観察すると，きっとヒントが得られるはず．これをモデルからの学習（モデリング：観察学習）という．既に大方を忘れ去り無意識のうちにしか残っていないかもしれないが，私たちは幼い時に父母，祖父母，兄弟姉妹をモデルとして学んできている．大人になった今も，モデルを持ち意識して学んでいくといいだろう．お手本になるリーダーのようになるために，どんな知識を蓄積しスキルを磨けばよいのか，考えてみよう．

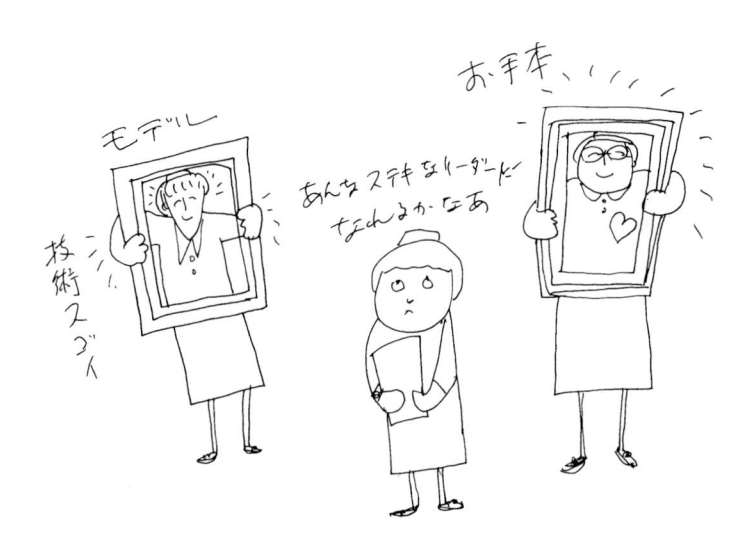

師長さん，主任さん，フィードバックしてください

　人間，他人のことは結構批判的に見ていたりするものだが，逆に自分はほかの人にどう思われているだろうと気がもめるのも確かだ．この2つの側面の根っこは，実は同じところにある．その人のものの見方は他人に対しても，自己に対しても否定的（ネガティブ）な点で共通している．事実やデータではなく，悪い想像を広げたり，きっとこうだと決めつけるのが特徴．

　ではどうするか．まずはおなじみ「自信がない，不安だ，私はリーダーに向いていない」などというマイナス思考をしている自分に気づくこと．そして次に，自分がそう感じる根拠はあるだろうか，と考えてみる．必要ならその根拠をメモに書き出してみるとよい．そうすれば，たいていのことは自分の創造や想像の産物だと気づけるだろう（図2）．

　マイナス思考の根拠に気づいたら，気持ちをプラス思考に切り替えよう．まずは，物事を現実的に考えること．それには，日々あなたを観察できる師長，主任，先輩ナースに，あなたがリーダーとして言っていることの内容や言い方，行動を見ていて感じたことや事実を，あなたが直接聞いてみるのが一番だ（このようにデータを戻してもらうことをフィードバックという）．

　「私のやり方を見ていてどう感じましたか」「私のやり方は間違っていませんか」「私の言動で気になる点を具体的に話してください」と確かめていくとよい．気になることが起こったらできるだけ早く，その場で確かめよう．

　「態度が悪いよ」と言われたら，「たとえばどんな時にそう感じましたか．気をつけたいので教えてください」「どうすると効果がありますか」などと尋ねておこう．あまりうれしくない情報であっても，自分の行動変容のためのデータとして前向きに聞くこと．「やっぱり私はダメなんだ」と，自分が落ち込んだ感情を味わっているのに気づいたら，「あ，私の人格を否定されたように受け止めたな．そうじゃなくて，行動を注意してもらえたのだ」と切り替えよう．フィードバックはあなたの人格ではなくことばや行動で不適切なところを指摘してもらうということなのだから，「あ，そうですか．気がつ

師長さん，主任さん，フィードバックしてください　　25

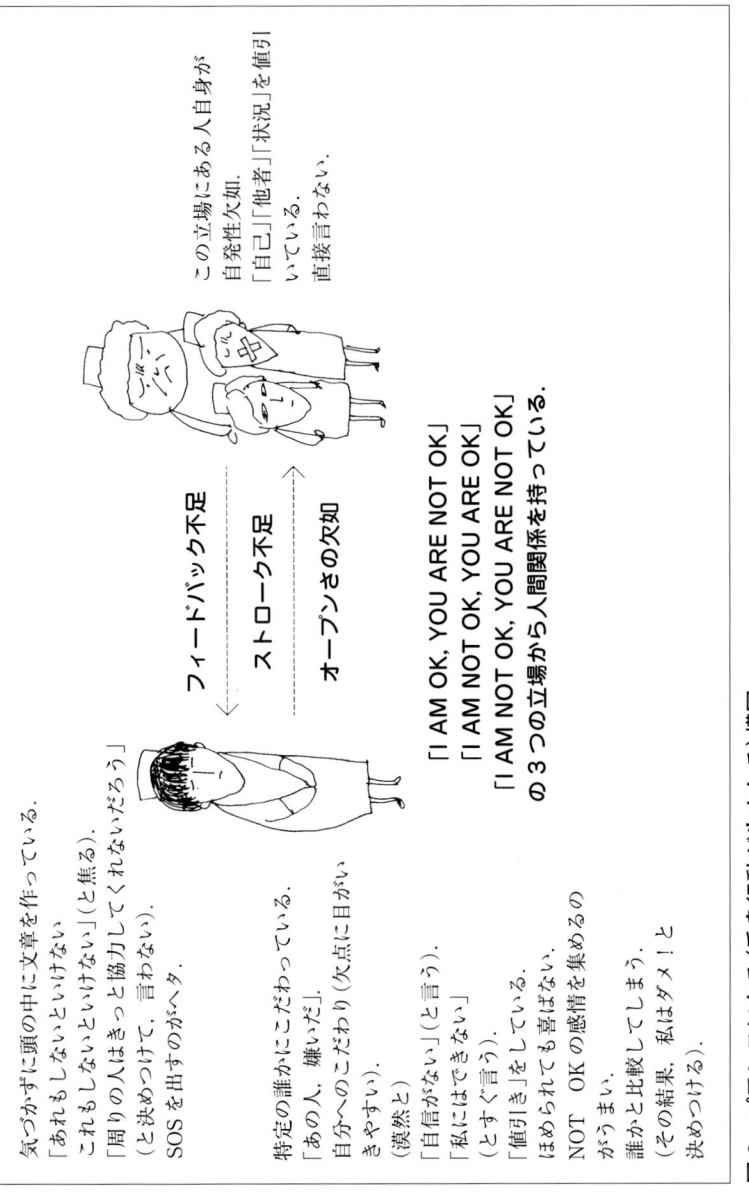

気づかずに頭の中に文章を作っている．
「あれもしないといけない
これもしないといけない」（と焦る）．
「周りの人はきっと協力してくれないだろう」
（と決めつけて，言わない）．
SOS を出すのがこわい．

特定の誰かにこだわっている．
「あの人，嫌いだ」．
自分へのこだわり（欠点に目がいきやすい）．
（漠然と）
「自信がない」（と言う）．
「私にはできない」（とすぐ言う）．
「値引き」をしている．
ほめられても喜ばない．
NOT OK の感情を集めるのがうまい．
誰かと比較してしまう．
（その結果，私はダメ！と決めつける）．

フィードバック不足 ←→
ストローク不足
オープンさの欠如

「I AM OK, YOU ARE NOT OK」
「I AM NOT OK, YOU ARE OK」
「I AM NOT OK, YOU ARE NOT OK」
の3つの立場から人間関係を持っている．

この立場にある人自身が自発性欠如．
「自己」「他者」「状況」を値引き．
直接言わない．

図2 パワレスになる（受身行動が生まれる）構図

きませんでした」くらいに，あっさりと聞くことが落ち込まないコツだ．

これらを概念的に理解するのには，ジョセフ・ラフトとハリー・インガムの示してくれた有名な『ジョハリの窓』といわれるモデルが参考になるかもしれない(図3)(P. ハーシィ，K. ブランチャード，D. ジョンソン著，山本成二ほか訳：入門から応用へ-行動科学の展開〔新版〕-人的資源の活用，302-307，生産性出版，2000)．

■フィードバックの活用が能力開発を促す

パトリシア・ベナーは，ICU ナースを対象に技術習得の研究を行ない，新人ナースからエキスパートナースまで分類してラダーの概念を提示した．彼女は新人ナースに関して「この時期は，自分の能力を試したり自分の技術を試したりしている段階で，自分と一緒に働いている人たちからのフィードバックを歓迎する時期でもある」，「この人たちの段階では，自分のやっていることに確認を得たいと望んでいるので，フィードバックすることが大切」と述べている(パトリシア・ベナー講演2：新人からエキスパートへ-クリティカルケア看護における専門知識・技術の獲得，看護管理，4(5)，290，1994)．自分への気づきを得られるのが周りの人からのフィードバックなのだ．

このことは新人ナースに限らない．若いリーダーたちも切望している．周りからどう思われているだろう，というのはおなじみの気がかりだし，リーダーになると，これでよかったのだろうか，と結果や行動の妥当性(？)が気になるのだ．これでよかったのだろうかという懸念が心をよぎるとき，周りの誰か(信頼している人が最も効果的だが)から「それで OK よ」「やれているよ」とフィードバックされると自己効力感が増し，自分を受け入れやすい．

「われわれは他者の承認のまなざしを欲し，またそれに支えられている」(霜山徳爾：人間の詩と真実-その心理学的考察，80，中央公論新社，1976)から，他者のまなざしに敏感になるのだ．それなら若いリーダーや新人ナースには，こちらから，「私にはこう見えています」とフィードバックしたい．見た事実を率直に伝え，トマス・ゴードンのいう「I メッセージ」でこちらの感じていることを伝えると相手の役に立てそうだ．

なお，リーダーの人物像は，リーダー自身の自己像＋周りの人が観察した

師長さん，主任さん，フィードバックしてください 27

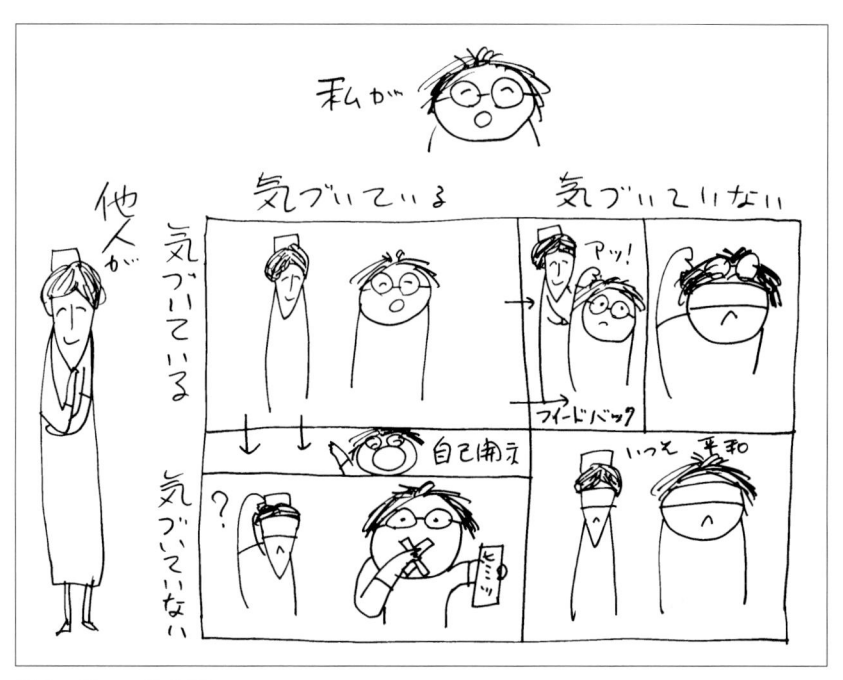

図3 ジョハリの窓

イメージ(リーダーシップ・スタイルを含む)によって形成されるので，リーダーの行動が相手によってどう受け止められているかは，確認していくかフィードバックによるか，あるいはリーダー自身が周りの反応(これも一種のフィードバック)に敏感であることによって，理解する必要がある．周りからのフィードバックを活用するのが上手になると，後輩に助言するのも上手になる．周りがフィードバックしても受け入れられないこともある．同じ出来事に対して人によって言うことが違っていると混乱したり，腹が立つものだ．こんな時は「他人の言うことは必ずしも当たっていない」と考える方法もある．そのかわり，その時のあなたの反応次第で「あの人には言ってもわからない」「言ってもムダだ」ととられる危険性はある．周りからの，明確で率直な言い方でタイミングよいフィードバックを体験し，活用することがあなたの能力開発を促す．能力開発とは，①あなたの潜在能力を明確にする，

②潜在能力を引き出す，③あなたの持ち味に気づき，もっと強める，④新しい能力（知識やスキル）を獲得する，ことである．

さて，フィードバックをしてもらう時，周りの人に次のようなことをお願いしておくとよい．

■フィードバックしてもらうために周りの人や指導者にお願いしておくポイント

・私の行動，メンバーへの言い方などをよく観察してください．
・私がどうしたらリーダーとして有効な行動がとれるか，という視点で私の言動を問題にしてください．
・不適切な行動の時も一度きりで決めつけず，ほかの人，ほかの場面，ほかの状況の時も，同じことを繰り返しているのかをみてください．
・タイミングをみてフィードバックしてください．焦っていて聞く余裕のない私に言ってもらってもムダになりますから．
・私の立場からの言い分，私のそうした理由を確かめてください．私なりに理由があり判断したのですから，言い分を聞いてほしいのです．
・直接私に言ってください．率直に，ありのまま，あなたが感じたままを伝えてほしいのです．誰かほかの人から，「○○さんが　あなたのことをこう言ってたわよ」と間接的に聞くのは気分が悪いからです．でも，患者さんの前では言わないでください．私だって自尊心がありますから．
・早い時期に言ってください．「先月の……」と言われても，覚えてないかもしれません．
・今直面していることに絞ってください．以前もこうだったなどと，むし返して言われるとムッとくるのです．
・具体的事実やデータで言ってくださるとよくわかります．3回こうしていたとか，右側から援助したわね，とか言われると思い当たるのです．
・あなたの言う内容と言い方が一致していないと混乱します．「私，決して怒ってないわよ」とおっしゃっても，声の調子が，怒っているという真実を伝えている時，おびえてしまうのです．

・私の存在，私という人格は大事にしてくださったうえで，やったこと，行為がまずかったのだと，きちんと伝えてくださると，感謝の気持ちも沸き上がります．
・せっかく言ってくださっても，私が納得できない時もあります．「でも…」と私が何回か言うような時は，「じゃ，また話し合いましょう」「また言ってあげるわ」とやさしい口調でアッサリ終わってください．あなたがその場を離れても，あなたのことばは私の中にとどまり，折に触れて，自分自身を振り返るきっかけになります．責められたと感じとった時は，このようなことは起こりません．かえって言い訳や口実をせっせとひねり出して，気づかないで合理化しているように思います．
・あなたは，ありのままの私を受け入れてくださっています．だから，「今やってること，おかしいよ」と率直に私に言ってくださっていると理解しています．
・私の間違っている行動やマイナスの影響を与えている言い方をフィードバックしてくださるのもありがたいことですが，うまくやれた時，すぐに「OK！」とフィードバックしてくださったり，「先ほどの指示の出し方，さすがね」などと，ほめてくださったり肯定的な言い方をしてくださると，有効な行動とは何かがよくわかり，私の力になるように感じます．うれしい，よかった！　という感情は温かいもので，私はとても勇気づけられ，さらにやる気になるのです．

　反対に，後輩指導の時には，今度はあなたのフィードバックのしかたが問われる．先にあげたポイントを裏返せばいいのだが，もう少し詳しくあげておこう．

■ **フィードバックする際のポイント**
・不当な批判をしないよう，心がけよう．これも練習すると上達する．不当な批判というのは，次のようなことが多い．
　①一般的な表現の形をとるのはダメ．「あなたって，いつもこうよ」「しょっ

ちゅう，こんなことしてるわ」「一度もきちんと報告できてないわ」．本当に，「いつも」「しょっちゅう」「一度も……ない」なのだろうか．

②言い方が攻撃的になっていると，たとえ内容が的を射ていても効果ゼロ．相手と気まずくなるだけ．相手は「そんな言い方ってないでしょ！」と，思い当たるだけに腹が立つものだ．

・チャンスを見つけて，できるだけ早い時期に行なう．
・どこがどうであると，できるだけ具体的に言う．
・どの行動が効果的だったか，どの行動を変えるとより効果的か，という肯定的な見方もする．
・一度に1つ，何回にも分けて行なうほうが効果的なこともある．
・相手の言うことに関心を持って聞き，自尊心を大切にする．
・あっさり助言だけしたほうがよい時もあれば，共に原因と対策に頭をひねったほうがよい時もある．
・共に短期のゴールを決め，一定期間で評価していくと効果があがる．

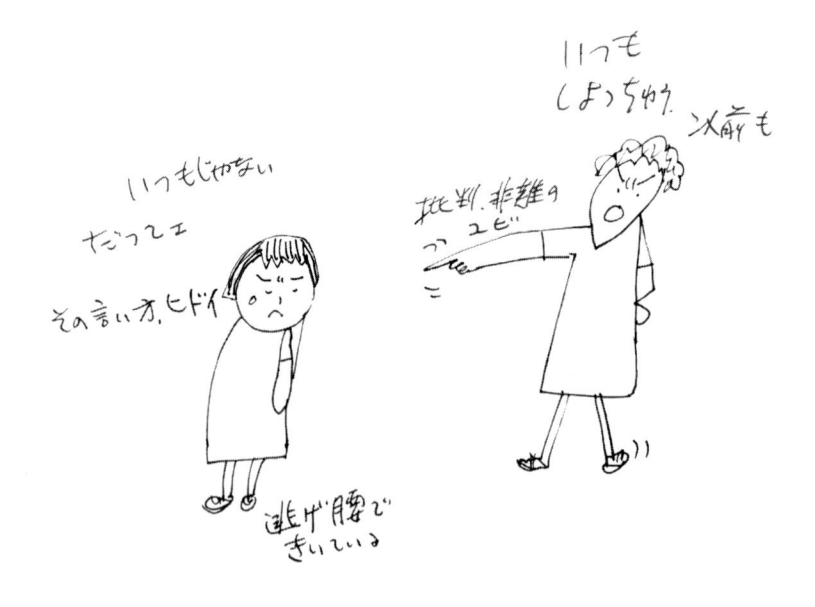

NOTE

■フィードバック

　反応が返ってくること，または情報として取り出し送り返されてくること．

　事柄を具体的に述べるのがコツ．その人の存在に対してフィードバックすると，人格を否定されたように感じて，相手は防衛的になる．また，「これは自分の本当にしたいことか」と自己チェックしたり，自分の気づきを自分へ送り返すこともできる．

アドバイス　リーダーシップ研修会の後のフィードバックを大切に

　「リーダーシップって何か，頭ではわかった．でも病棟へ帰って，やれるかなあ」

　これは研修会の最後の時間に参加者がよく言うセリフ．そんな時は，自分はここを磨く，これから始めると師長や主任あるいは尊敬する先輩，誰でもいいからフィードバックしてくれる人を決め，自分自身と契約を交わす．

　知識・技術にかかわる適性能力や，やる気(自信や動機づけにより促進される課題達成意欲や責任を負おうとする意欲)の評価は，一般的な形では判断できない．たとえばあなたが研修から帰って，師長さんに「私はとてもやる気になりました」と報告したとする．これを評価，判断するためには，具体的な行動を見て，以前より効果的か，やったかやれていないかでみるしかない．だから，研修前に比べて研修後の発達状態を評価するには，具体的目標か課題を設定するのが一番である．

　師長さんか主任さん，緊張しなくてもすむ先輩などに，自分の考え方や課題を伝え，個人目標に向けて行動しているかどうか，あるいは周りからみて，リーダーシップを発揮したな，と観察できたことをフィードバックしてもらうことだ．

　「自分との契約書」をつくろう(173頁 NOTE 参照)．それを使って師長さんやフィードバックしてほしい先輩，看護部長さんに面談してもらう．違った視点で助言してもらえる．また，トップにあなたのことをよりよく知ってもらうチャンスになろう．

■嫌われたくない……でも言わなくっちゃ

「あぁ，困った．やめてほしいなぁ．改めてほしいなぁ」などと，こちらは感じていても，相手はどこ吹く風で全然気づいてくれない．でも「気づいてほしい，行動を変えてほしい」というようなことは，よくある．こんな時，あなたは「どう注意したらいいだろう」と悩むことだろう．相手が先輩だとなおさらだ．

注意する，ということばで考えたとたん，ストレスを感じ，もしかするとあなたの人生脚本からのメッセージが心に浮かんでくるかもしれない．「世間様がどう思うか，よその人はどう思うか，考えてごらん」「女は出しゃばりなさんな」「あなたは黙っていればいいのよ」というセリフを心の中で聞いて，(子どものあなたがこの命令に従っていればOKだと信じたとしたら，しっかり脚本の一部になっているということだ) その結果，「注意したら傷つけるのではないか」「注意すると嫌われるのではないか」と，無意識のうちにあなた自身がひるんでしまう．子ども時代と同じ反応をしているということで，脚本どおり生きていることになる (人生脚本については15-16頁 NOTE 参照)．

もちろん，リーダーから一方的に言われたり，小言や注文ばかりでは，誰しも気分よくは働けない．人の感情への配慮は不可欠だが，どのように配慮しても，いつもうまくいくとは限らない．思いがけない受け取り方をされたり，感情的しこりが残る，ということもあり得る．つまり，いつも最善の結果が得られるとは限らないので，起こった結果は腹を据えて受け止めることだ．

人間として嫌われたくない，皆に受け入れられたい，愛されたい，という根源的と言ってもよいニードを持っているのは誰でも同じ．しかし，リーダーは言いにくいことも言わなければならないつらい立場．言わなければ仕事を終えられないし，患者の安全も守れないのだ．

リーダーは課題遂行に責任がある．言いたくなくとも「早くしてください」「報告お願いします」「ちょっとキツイけど，今日これだけのことをお願いし

ます」「先輩，このやり方は間違っているので，やり直しをお願いします」などと言わなくてはならない．だったら，前置きぬきで前向きにあっさりすっきりと言うに限る．相手の人格には触れないこと．その人の行為に焦点を当てて言う．

「いつ言おうか」と，言いにくいことを言う前は，おじ気づくもの．つい先延ばしにしてタイミングを逸し，余計に言いにくくなることも多い．そのためにも，自分のネガティブな感情に気づいておこう．結局，ちょっぴり勇気が必要なのだということがわかるはずだ．

■「注意する」を「フィードバックする」に言い換えて

ところで，あなたは「注意される」のが好きだろうか．たいていの場合，注意を受けると「いやな感じ」を味わうものだ．その経験が，今度は相手に注意したいという時「きっと相手はいやな感じを持つだろう」という思い込みにつながる．さらに進むと，きちんと注意できなかった自分にこだわりはじめ，「やっぱりリーダーに向いてないんだ」との思い込みに陥る．結構バカバカしいことだが，ついやってしまいがちな自分自身の内部対話だ．

そこで，「注意する」ということばを「フィードバックする」というふうに言い換えてみよう．「こちらにはあなたの姿や行動はこう見えています」というデータを返す，これでOK．フィードバックの腕前を上げれば，ひるまなくてすむ．つまり相手を変えようと考えるのではなく，こちらからのデータで相手が気づき，自ら行動変容，態度変容するようにもっていこうという考え方である．だから，あなたからのフィードバックを情報として使うかどうかは，相手次第．たとえ結果が思わしくなく，あなたのねらいどおりにならなくとも，フィードバックした自分を大事にし，自分のちょっぴり勇気ある行動を評価すればいい．

慣れてきたら，29-30頁のようなポイントに気をつけて，フィードバックのしかたを身につけていこう．相手を尊重し建設的に，そしてできるだけ短くあっさりと言うのがコツ．ここで，リーダーになった時の参考にフィードバックのしかたをおさらいしておこう．

■フィードバックのしかた

・相手の行動をよく観察する．
・「またやってる」などと，感情的になったりして責めないこと．問題解決に有効な行動は何かを考える．
・事実をつかむ．一度だけで断定せず，いろんな場面で確かめておく．
・早い時期にチャンスをみて話し合う．場所も考えて，患者さんの前では言わない．
・本人に直接言う．陰口厳禁！
・1度にあれもこれも言わない．今直面している1点に絞って．
・声かけは明るくさわやかにスタート．「聞いてくれる？」
・行動，行為についてのみ言うこと．「わがままよ」などと，人格に触れる言い方はダメ．
・「態度が悪い」などの一般的な言い方はわかりにくい．「いつも～する」「一度も～しない」なども，相手を怒らせるだけ．
・いつ，何を，どうした，というように，できるだけ具体的に表現する．
・自分の感情を「やめて**ほしい**」「こうしてくれる**とうれしい**」などと素直に伝えよう．『私』を主語にする(Iメッセージ)ように心がけるとよい．
・口にすることばと，表情や声の調子などの非言語的メッセージが一致していること(怒っていないと言っているが，表情は怒りを伝えている時など)．
・相手の言い分や説明，言い訳などにも聞く耳を持とう．相手の立場や状況，事情なども考慮して．
・防衛的になったり，批判的に聞いたりしない．「どうせ」「だいたいけしからん」などという感情が先にあると，相手のことばが聞けないしよいフィードバックはできない．相手が言い訳に終始したりフィードバックを受け入れない時には，あっさりと「じゃ，また話し合いましょう」と切り上げる．
・感謝で終わろう．「話し合えてよかった」「ありがとう，聞いてくれて」などのことばを忘れないで．
・内容が正しくとも，相手を追いつめるような言い方をすると効果はない．

■ 感情の後始末
人間関係をこう考えてみよう

　人間関係を考える時は，次のようなポイントを頼りに，自分の内部探険から始めよう．「感情的にならないためにどうしたらよいでしょう」と問われることもよくあるので．

■ 内部探険のポイント

- 自分はその人に今どんな感情を持っているのだろうか（好き・嫌い，受容的・拒否的）．いい感じ？　いやーな感じ？
- 職場の仲間として，どんな人間関係を築きたいのだろうか．あなたはその人に好かれたいのか．
- その人に，自分はどこまでオープンだろうか．自己表現をしているだろうか．
- かかわろうとしているのか（相手にしようとしているのか），避けようとしているのか，どちらか気づいているだろうか．
- 相手の状況や感情に気づきながら，自分の感情を表現しているだろうか．独りよがりな自己表現になっていないだろうか．
- 明るさ，さわやかさ，温かさといった肯定的な感情を，非言語的なもので表現しているだろうか．暗い，うっとうしい，陰険な表現を無意識でしていることもある．そもそも，自分の非言語的な表現に気づいているだろうか．
- 相手が受け入れやすい表現をしているだろうか．また，相手はこちらを受け入れてくれているだろうか．
- 相手の話に関心を持ち，聞こうとしているだろうか．そして，聞いた，受け取ったという反応をしているだろうか．
- 初対面の相手にも気軽に話しかけているだろうか．
- ユーモアのセンスがあるだろうか．ユーモアを楽しむゆとりを持っている

だろうか.
・白黒をはっきりさせたいとか，とことん言わないと気がすまないとか，ざっくばらんに言うとか，自分の表現方法の特徴に気づいているだろうか．
・感謝のことばやねぎらいのことばを自由に言えているだろうか．

　さて，あなたの周りには，相談しても答えが返ってこない人（答えを持っていない，あなたには答えたくない，意地が悪い，今はそんなことを話している暇がない，など原因はいろいろ）もいれば，「あの一言がなければ」と思うような，周りをいやな気分にさせる達人や，相手を落ちこませる名人もいるだろう．チームはいろいろな人から成り立っている．個人のパーソナリティや価値観は違うし，中にはトラブルを起こしやすい個性の人や社会性のない人もいる．さらには，根性曲がりとしか言いようのない人（ナースに限らず，医師をはじめ，どんな職種にも）もいるから，人間関係上，葛藤や悩みが生まれるのは当然なのだ．くよくよして自分の中でエネルギーを空転させないこと．陰でぐちを言うのはやめよう．回避するか，妥協するか，協力するか，話し合うか，いずれにしろ自分が選択できるということを忘れずに．
　好き嫌いは誰にでもあること．好きという積極的感情になれないまでも，とにかく相手は生きていて，あなたの周りに存在しているのだから，一緒に仕事する運命共同体として受け入れよう．チームの課題達成（いつも患者中心に考えるのがコツ．どんな看護をしたいか，それから考えていくのがカギ）に向かって協力するしかない．この人とは仕事上だけ付き合おうと決めて，他人の曲がった根性を直そうなどと思わないこと．当人が「こんな自分の性格いやだ！　何とかしなきゃ」と考え，態度変容，行動変容しないと直りにくいのだから．何といったって，幼児期より曲がり始め，年季が入って精練されている．それよりもあなた自身，相手を毛嫌いしたり，ゆがんだ目で見ていないか，その見方を変えていこう．いやなところについ目がいくから，反対によいところ，その人の愛すべきところを肯定的，建設的に見ていこう．完璧な人などいない．完璧を求めるより，対他人への自分のこだわりに気づき，自分も他人もあるがままに受け入れよう．

■ グサッときた時は

　自分が落ちこんだり自信がなかったり，不安やおびえといったいやな感じがあると，相手の何気なく言った一言が，あなたの胸に突き刺さる．いやな感じを味わうのはあなた自身．ほかの誰でもない．愉快にさわやかに行動し，いい感じを蓄えていくことをお勧めする．こちらにいい感じのエネルギーがあると，少々のことを言われても胸にグサッとこたえることは少ない．

　あなたの心に突き刺さることばは，どんなものがあるだろう．

　「わがままだ」「身勝手，自分勝手，独裁」「冷たい」「短気」「勝ち気」「アホ，バカ，マヌケ」「ドジ，ぼんやりしてる」「我が強い」「貧乏性」「計算高い，セコい，横着者」「ずるい，汚い，アンフェア」「裏がある，裏表がある，日和見，陰険」「ごう慢，出しゃばり，目だちたがり」「うじうじしている」「逃げ足が早い，薄情」「いい加減」「怖い」「当てにならない」「煮えきらない，決断力がない，優柔不断」「何を考えているの」「恩知らず，人でなし，血も涙もない」などなど，限りなく出てくるかもしれない．

　これらの中から特に突き刺さることばがはっきりしたら，そのことばに関して何か思い当たることがないか考えてみよう．今味わう「Not OK」という感情をいつ誰との間で味わったかなど．

　そこがはっきりしたら，どうなりたいか，どうしたいのかを決めよう．

　あえて打開法を例で示すと，次のようなものがある．

■ 突き刺さることばを言われた場合の対処法

・「そうですね」と，さわやかに一言．そして，その場を立ち去るか，ほかの話題に変える．
・「そうですか」と，そうでもないよというニュアンスで応じ，「次から気をつけます」と続ける．
・「そうなんですよ」と，あっさり認め，相手の次のメッセージを待ち，それに対応していく．
・「あなたにはそう思えるのですね．どんな場合にそう感じたか教えてください」と，投げかける．

・「やっぱりそうですよね」と肯定し，「どうしたらいいでしょうか」と，尋ねる．

ただ，不当な批判だと感じたら，次の通り．
・「それはないですよ！」と，きっぱり否定する．
・「あなたにはそう見えるんですか」と，心外であるという気持ちを伝える．
・「そのように言われると，悲しいです」と，自分の感情を伝える．

以上，要するに，相手のメッセージ（相手の目に映っているあなたのイメージ）が，あなたにとっていい感じではない時は，それを受け取らないようにすることだ．どうしても気になるのなら，「それはどういうことですか」「いつのことですか」「具体的に教えてください」というようにして確かめ，そのうえで，行動を考えるクセをつけること．そもそも，相手の言ったことは根拠のない思い込みかもしれないし，事実に反していたり，その人個人の感情から出てきたものかもしれないのだ．そういったことに，いちいちあなたが責任をとっていかないこと（「相手が私について言ったことは必ずしも正しく

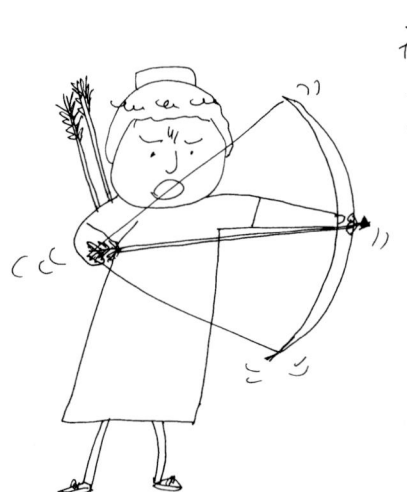

こういう人には近よらないか，嫌味の1つも言われると予測しておくのもよい
あっきたー，と受けて立つ

ない」と考えること）も大切．言われたことをためておかず友人におしゃべりしてスッキリする方法もある．

　もう1つ．お互いの役割や仕事の内容を明確にしておくと，対人葛藤は起こりにくい．マニュアルや文章化されたスタンダードがあると，それを使って話し合えるのでトラブルは防ぎやすい．カンファレンスも活用しよう．

NOTE

■苦手な人との付き合い方

　落語家の三遊亭円丈が著書『御乱心－落語協会分裂と，円生とその弟子たち』（主婦の友社，1986）の中で，兄弟子である円楽のことをこう書いている．「正直に言えば，俺はこの円楽が内心あまり好きではなかった．そう，嫌いだったのだ．この嫌いと言う意味はテメー，コノヤローといった敵対心の嫌いではなく，それは，この人に対する恐怖心がもたらす本能的な嫌悪感からの嫌いだった（前掲書，23頁）」「俺には，入門以来ある強迫観念にも似た不安感がいつもつきまとっていた．それは，いつかこの円楽が，俺の人生に突然入り込んで来て，俺をメチャクチャにしてしまうのではないかというコトだ．冷静に考えればありそうもない全くバカげた幻影におびえているのだ

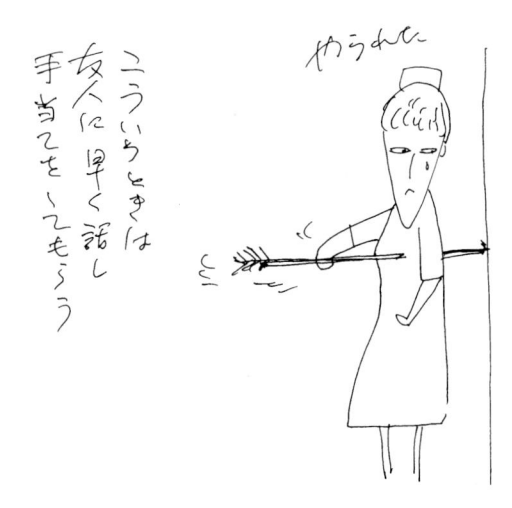

(前掲書，24頁)」

　この「ありそうもない全くバカげた幻影」というのが心理学でいう認知スタイル．出来事によって(この場合，円楽が目の前や周りにいるという現実)不安や恐怖を感じるのでなく，出来事をどう解釈するか(この場合，「俺の人生に入りこみ俺の人生をメチャクチャにするのではないか」という解釈，思考)によって不安や恐怖を感じるのだ．

　しかしなかなかの自己洞察力だ．円丈は，この「嫌い」を認め受け入れているが，こうも書いている．「結局，俺達兄弟弟子は，彼に親しみも尊敬も感じなかったのだろう．いつも円楽とはある隔たりを持って第三者的立場に彼を置いて接したかった(前掲書，57頁)」

　このような人間関係で仕事上協力していかなくてはならない時，円丈の場合「人間，何かの決断を迫られた時，最後に基準になるのは，案外好きか嫌いかと言う単純なトコロに落ち着きそうだ．(中略)最大の理由は，円楽とはいたくない！　これだけだ(前掲書，107頁)」と考え，自分の生き方を決めていっている．

　好き嫌いを，善い悪いで考えるのではなく，この現実を受け止め自分がどうしたいかを，はっきりさせて行動していくこと．人間関係がうまくいかないから辞めたいと考えるよりも，自分のホントにしたいのは何かをはっきりさせることを優先したいもの．それが自立ということである(TAでは，自分の感情，思考，行動，健康など，あらゆることに責任を持った生き方を自立という)．

　人間関係とは，相手と自分との関係．自分のかかわり方を振り返ることも効果的だし，相手が変わることを期待している自分に気づくことも大切．その時のキーワードは「自分はどうしたい，どうなりたい，何を望んでいる」である．

　仕事を時間内に終わらせたい．そのためには，リーダーとしてメンバーの協力を取りつけたい．ならば，頼んだり指示したりする際に，できるだけ相手も気持ちよく聞けることば遣いが必要だ．頭ごなしや命令口調が嫌われるのは当然だが，自信のない様子で何を言っているのか，わからないモゴモゴした言い方では，やっぱり仕事はしにくい．仕事上必要なコミュニケーション(ねぎらい，感謝のことばを含めて)はしっかりとろう．また，「この人とは，この部分でだけ付き合おう」と決めるのもいいだろう．仕事では丁寧に接し，休憩時間には自慢話にも付き合うが，プライベートでは会わない，などとあなたのかかわるレベルのメリハリをつけると，スッキリしやすいのではないだろうか．

　苦手な人の場合，その人の言動の１つひとつにこだわるよりも，その人のよさも認めたうえで，職場の仲間としてのみ付き合うことをお勧めする．こだわっているのはあなたなのだから，こだわりを捨てるのも，あなたにしかできない．まあまあの人間関係を保つことはとても大切で，そのために日々，それなりの努力がいると思う．

■ 平行交流を交差交流へ

あなたの得意なケアは？ 苦手なことは？というテーマでグループワークをしてもらった．

＜得意なこと＞

吸引，ルートキープ，食事介助，バルーン留置，採血，整理整頓，洗髪，人に聞くタイミングがうまいこと，保清，体交，車イス移乗，患者の不満を聞くこと，人の名前を覚えること，いつも笑顔で元気，先輩への報・連・相，マウスケア，心電図，小児のルートキープ，子どもと仲よくなること，褥瘡処置．

＜苦手なこと＞

移乗，（マヒのある患者の）オムツ交換，体交，陰洗，無口な患者とのコミュニケーション，整理整頓，B.B，患者の本当の気持ちを聞き出す，ドプラー，アンプルカット，エンゼルケア，真空管の採血，TRバンドのカフ抜き，絶飲食の患者のルートキープ，難しい病気を患者から質問されて答えられないこと，筋肉注射，急変時の対応，挿管中の口腔ケア，医師に報告時何を言いたいのかわからなくなること，会話がはずんでいる時どこで話を中断するかがわからないこと，高齢で頑固な性格の方との会話，告知されていない人からの質問への対応，感染症患者への対応，状態の悪い患者が予後の不安を訴えてきたときの返答．

このように話し合ってもらうと，業務やケアだけでなくコミュニケーションに課題があることがわかる．

「会話がはずんでいる時，どこで話を中断するかがわからない」というのはTAでいう相補交流（平行交流）の特徴だ．対話する時，期待する自我状態から反応されると話しやすさを感じ，情報や持ちの分かち合いが滑らかに進む．ところが延々と続くのが特徴．こんな時，相手の話す様子を見ながら，腕時計を見て「あっ，行かなきゃ」など相手の期待とは違う自我状態から反応するのだ．平行交流はここで止まる．期待した自我状態から返ってこないやりとりを交差交流という．

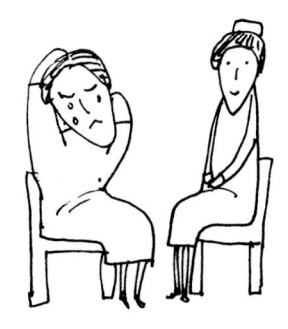

役割を自覚すると力が出る

　役割とは，ある位置を占めるその人に期待される行動を言う．
　たとえば夜勤で，患者が落ち着いている時と急変時でナースのとるべき行動が変わるのは，役割が変わるからだ．他チームのナースが先輩の時は自分は後輩ナースのままでよいが，自分より経験の少ないナースと勤務するなら，たとえ年齢が相手より下であっても，援助役や助言役にならないといけない．このように状況によって，役割が柔軟にとれる人はリーダーシップを発揮する．
　また，キャリアが卒後3年目に入って，他部署へローテーションで異動すると，そこでは新入りの役割だ．わからないことはどんどん聞き，逆に今までの経験から問題提起する役割もある．反面，「3年目なのに何もできない」などと批判されることもある．新しい部署に慣れていないとしても，今までのキャリアに周りの人たちが期待するからだ．このような時，新入りと3年目のキャリアという2つの役割の間で，つらい思いをすることがある．これを「役割葛藤」と呼ぶ．このことも含め，今自分は何者で何をすれば周りの役に立てるのだろうか，と自問自答すること．その答えが，その時のあなたの役割だ．
　役割について述べられた1つを紹介しておこう．「一定の地位を占めると，それに応じた権利・権限が与えられるが，反面，この地位の占有者に期待されている定型的・反復的・持続的な行動の様式を学び，実行しなければその特定の所属体系内で安定性を得ることができない」(塩原勉ほか編：社会学の基礎知識―基礎概念の理解のために，44，有斐閣，1969)．このことは「師長・主任の役割」「ナースの役割」という場合を考えるとわかりやすい．

私の施設，私の部署の看護提供方式は？
看護提供方式の確認をしよう

　今あなたの部署ではどの看護提供方式で看護をしているのか知っているだろうか，オリエンテーションを受けただろうか．もし臨地実習場になっていて学生指導をする必要があるなら，「うちの看護方式は～」とことばで伝えられるようにしておこう．

　どんな看護提供方式を採用するかは，その部署のトップの理念で決まる．現状分析とどんな看護をやりたいかで，看護提供方式が選択される．つまり「初めに看護方式ありき」ではないということだ．病院，病棟にはそれぞれ制約条件がある．それは，データを分析するとわかる．たとえば1日平均患者数や看護度，患者の移動，平均在院日数，認知症や寝たきり患者数といった患者の条件であり，病棟の構造，設備やME機器の管理といったことのほか，ナース数，ナースの教育背景，免許の種類，経験年数であり，ナースのローテーション時期も関係する．また，欠員時の対応のしかた，つまり欠員が生じた時，すぐに他部署からナースが異動したりパートを採用したりしているか，といったことも条件になる．

　ナースの数が少ないからという理由で，機能別看護方式（業務担当制．たとえば注射・与薬係，患者係，処置係などに分ける）を採用する師長さんもいるだろうし（図4），チームナーシング（患者をチームに分け，勤務するナースはどちらかの担当となって，チームで助け合いながら看護を進める）を採るかもしれない（図5）．今日の看護をどう進めるかだけではなく，どうしたら患者に継続して責任が持て，リーダーもメンバーも育ち，看護の質的向上が図れるかを考える固定チームナーシングというやり方もある（図6）．

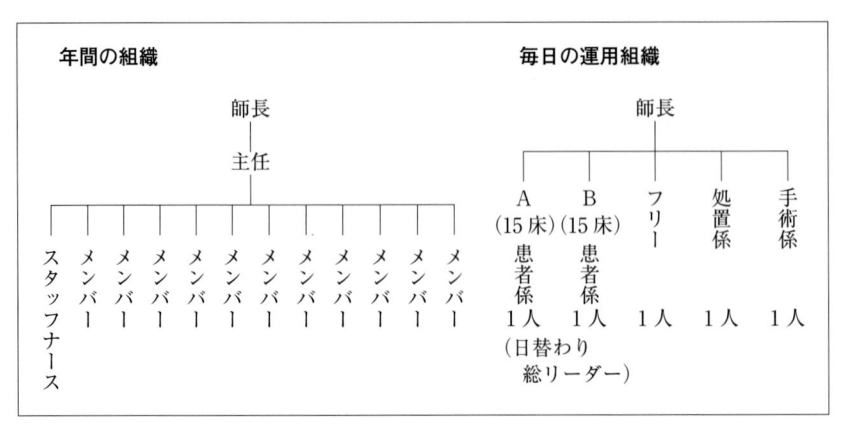

図4　機能別看護方式の例
耳鼻科30床，看護師数14名（師長含む）

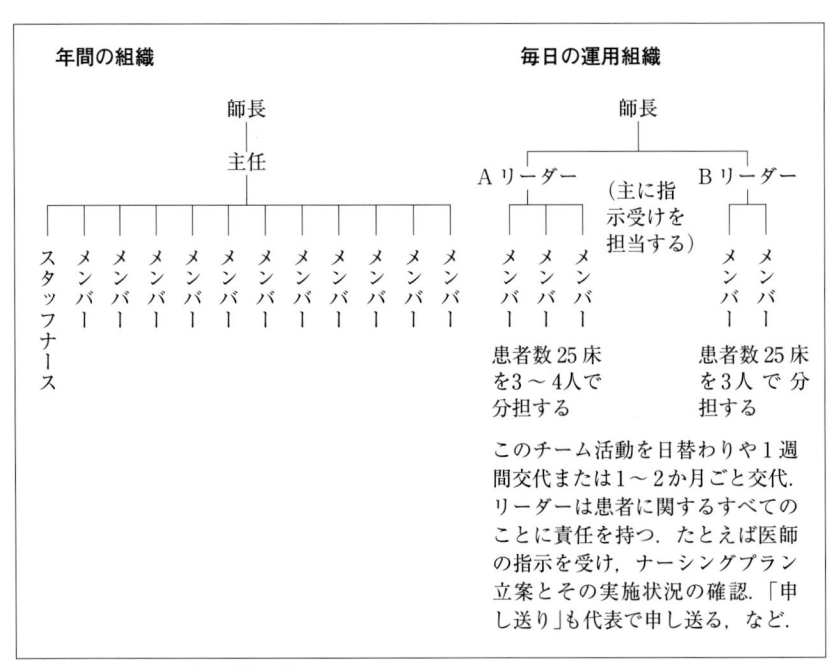

```
年間の組織                          毎日の運用組織
        師長                              師長
         │                    ┌────┬────┬────┬────┐
        主任                   A    B   フリー 処置  手術
    ┌─┬─┬─┬─┬─┬─┬─┐     (15床)(15床)      係   係
   ス メ メ メ メ メ メ メ    患者  患者
   タ ン ン ン ン ン ン ン    係    係
   ッ バ バ バ バ バ バ バ   1人  1人  1人  1人  1人
   フ ー ー ー ー ー ー ー  (日替わり
   ナ                          総リーダー)
   ス
```

図5　チームナーシングの例

```
年間の組織                        毎日の運用組織
        師長                            師長
         │                       ┌──────┴──────┐
        主任                    Aリーダー      Bリーダー
    ┌─┬─┬─┬─┬─┬─┬─┐      ┌──┐ (主に指   ┌──┐
   ス メ メ メ メ メ メ メ     メ メ  示受けを  メ メ
   タ ン ン ン ン ン ン ン     ン ン  担当する) ン ン
   ッ バ バ バ バ バ バ バ     バ バ          バ バ
   フ ー ー ー ー ー ー ー     ー ー          ー ー
   ナ
   ス                      患者数25床      患者数25床
                           を3～4人で      を3人で分
                           分担する        担する
```

このチーム活動を日替わりや1週間交代または1～2か月ごと交代．リーダーは患者に関するすべてのことに責任を持つ．たとえば医師の指示を受け，ナーシングプラン立案とその実施状況の確認．「申し送り」も代表で申し送る，など．

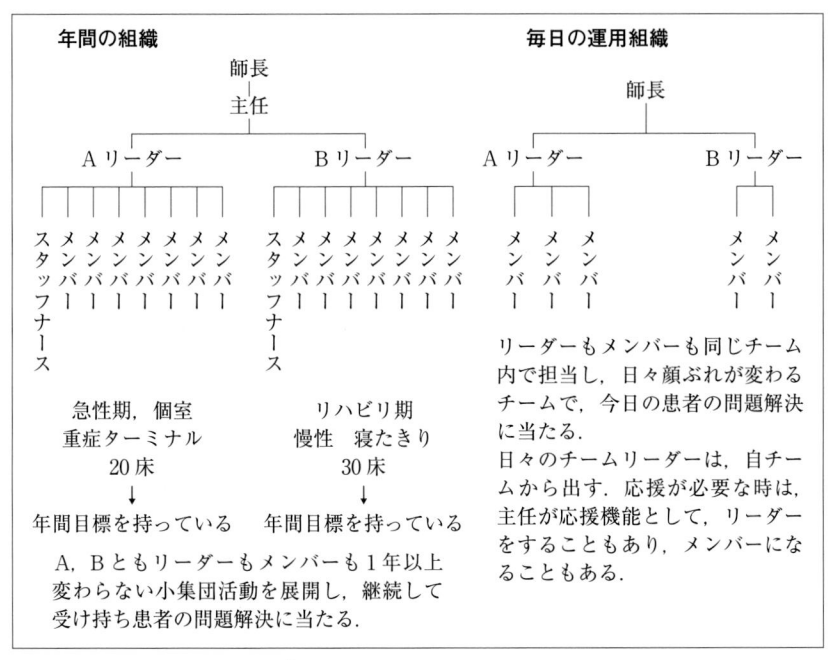

```
年間の組織                                  毎日の運用組織
         師長                                      師長
         主任
    ┌─────┴─────┐                         ┌─────┴─────┐
  Aリーダー    Bリーダー                    Aリーダー    Bリーダー
  ┌┬┬┬┬┬┐   ┌┬┬┬┬┬┐                    ┌┬┐        ┌┬┐
  スメメメメメメ  スメメメメメメ                メメ       メメ
  タンンンンンン  タンンンンンン                ンン       ンン
  ッババババババ  ッババババババ                ババ       ババ
  フ｜｜｜｜｜｜  フ｜｜｜｜｜｜                ｜｜       ｜｜
  ナ            ナ
  ｜            ｜
  ス            ス
```

急性期，個室   リハビリ期
重症ターミナル   慢性　寝たきり
    20床   30床
     ↓   ↓
年間目標を持っている 年間目標を持っている

A，Bともリーダーもメンバーも1年以上
変わらない小集団活動を展開し，継続して
受け持ち患者の問題解決に当たる．

リーダーもメンバーも同じチーム
内で担当し，日々顔ぶれが変わる
チームで，今日の患者の問題解決
に当たる．
日々のチームリーダーは，自チー
ムから出す．応援が必要な時は，
主任が応援機能として，リーダー
をすることもあり，メンバーにな
ることもある．

図6　固定チームナーシングの例
師長以外はそれぞれが患者を受け持つ

■「完全な」システムはない

　いずれにしろ，看護提供方式はおおむね次のようなステップで決定される．
① 看護部長や各部署のトップである師長が，どのような看護をしたいのか，理念や信念，看護観を基本にする．
② 現状を把握する（患者やスタッフの状況などを事実やデータでとらえる）．
③ 現状から考えられる看護運営上の課題をつかむ．
④ その看護運営上の課題達成・問題解決につながる方式を決定する．

　このようなステップをまともにたどって採用された看護提供方式であれば，その看護単位にとってはよりよいものとなる．ただし，「絶対よいもの」とか「100%完全なシステム」はないかもしれない．現状で最もよいものを求めよう．もし今までやってきたやり方を変えたい，別な方式でやってみたい

という時は，現状把握のステップでさらに深く追求し，①とのズレとしての問題点を明確にすることから始めるとよい．

　なお看護は，どんな看護提供方式であろうとも，チーム活動をしているのだから，集団の目標を念頭に置こう．ザンダーは，集団に関連する目標を，
①集団が達成してくれることを各成員が個人的に望む目標（個人的集団目標）．
②集団が達成すべきことについて成員間で合意が出来上がったもの（集団目標）．
③集団が各参加者に達成を求めるもの（成員に対して集団が課す目標）．
④成員が集団の中で自分に課す目標．
の4種に分けている(佐々木薫，永田良昭編：集団行動の心理学, 28, 有斐閣, 1987).

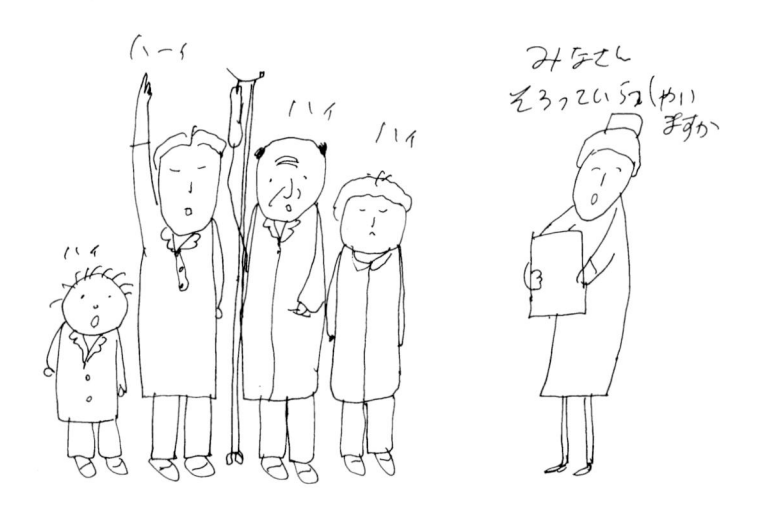

私のポジションはどこ？
組織図を書こう

　組織の中であなたはどの位置にいるだろう．看護方式の違いによって組織図の書き方が違ってくることをすでに述べた．では，あなたはどんな使命のある病院のどの所属看護単位の一員だろうか．

　あなたが看護職として担わねばならぬ業務を理解し，時間内でそれを遂行していく．同時にポジションによって，その時期待される行動を自覚してやらなければならない．あるときは後輩の味方，指導者，チームのよきメンバー．受け持ちナースという役割もある．

　業務を遂行し，役割を果たすために，次のことを把握しておくこと．
　①所属部署の概要（データで言える）
　②患者の特性
　③スタッフの現状（キャリア，免許の種類，他職種がメンバーにいるかなど）
　④検査，処置など

　チームの力は，メンバー個々の役割の自覚と，個々のメンバーの能力（専門的知識や技術のレベル）向上で強められるものだ．

　そこで，まずあなたの位置をはっきりさせるために，組織図を書いて「自分の職場の自分のポジション」をはっきり認識してみよう．メンバーの名前の下にナースとしてのキャリアを書き入れると，その人の能力をイメージでき，年間を通してのものと，日々のチーム活動の組織図の両方を書くことで，キャリアに応じて期待される行動と，日々の状況の変化の中での期待される行動の両方に気づくことができる．また現状分析する時のデータにもなる．看護方式によって当然，図は変わってくる．

　表2は固定チームナーシングで看護を提供している島根県済生会江津総合病院5階西病棟の組織概要である．作成は師長の責任である．

　3交代2人夜勤なのでナースはA，Bの2チーム，助手は3名（委託業者から派遣．日勤のみ）で助手チームを作り，この表とは別にチーム目標など

表2　固定チームナーシング組織・概要

(平成19年・済生会江津総合病院5階西病棟)

チーム	Aチーム (内科一般：急性期・重症者・肺炎患者)	Bチーム (多科混合：糖尿内科・内科・皮膚科・他科)
組織と 固定 チーム	師長(2/28) 副師長(2/26) Aチームリーダー(2/8)　　Bチームリーダー(2/5)　　(病棟在籍/キャリア) サブリーダー(2/11)　　サブリーダー(2/13)　　助手チームリーダー(2/5) (2/23)(1/5)(2/5)(2/2)(1/1)(2/31)　(2/24)(2/32)(1/8)(2/3)(2/2)(2/28)(1/1)　(2/2)(1/1)	
病棟 目標	I．混合病棟での安全で確実な看護を提供する． 　1. 事故防止に努めるとともに，事故事例の検討を行い共有する． 　2. チームワークを高め，コミュニケーションを活発にする． 　3. 結核疑い患者の看護基準作成をする． II．病院内にとどまらず他施設・地域まで継続できる看護をする． 　1. 誤嚥性肺炎患者の再発防止を目ざす． 　2. 糖尿病患者指導のための知識習得・技術確立を目ざす． III．新人と共に学び，みんなでステップアップする．	
病室 区分	病床数：20床 (HCU 2床，個室6床，4人部屋3部屋)	病床数：28床 (4人部屋　7部屋)
患者 の 特性	1. 急性期や重症患者 2. 隔離を要する感染症患者 3. ターミナル患者 4. 誤嚥性肺炎患者	1. 糖尿病教育入院患者や血糖コントロールを要する患者 2. 内科慢性期臥床患者患者 3. 皮膚科入院患者 4. 空床利用の他科患者(主に整形外科)
私達の やりた い看護	・多科混合病棟のため，疾患ではなく看護の視点から，その患者さんへ必要なよりよい看護ケアを提供したい． ・昨年から継続している，専門的な技術をさらに磨き患者指導に生かしたい． ・病棟内にとどまらず，外来や地域までつなげられるような看護を行ないたい．	
データ	看護職員：22名(看16　准3　助手3)　　平均年齢：35.9歳 勤務体制：3交代，2人夜勤　　病床数：48床　　平均病床利用率：77.4% 平均在院日数：24.3日 入院患者に占める割合 　　75歳以上：65.1%　　65歳～74歳：22.5% 　　体位変換を要する患者：55.8%　　吸引を要する患者：48.7% 　　経管栄養患者：20.4% 新入院患者に占める割合 　　夜間入院：21.0%　　13～15時入院：17.6%　　15時～17時入院：16.0% 　　肺炎入院：24.8% 結核病床入院患者：2名	

を明文化している．3つのチームが年間活動をすすめながら自分たちの決めた目標を達成していく．

このように一覧できるものがあると全体をつかみやすい．データベースを決めておくと，毎年数字を更新していけば経年で比較することも楽にできる．

■日々のポジションも考えてみよう

日々のあなたのポジションについて考えてみよう．まずは，最近の（その日を特定して考える）日勤の活動での組織図を書いて位置をはっきりさせよう．2年から3年あるいは5年といったキャリアを持ったあなたは，その日のチームの中でどのような役割を担っているのだろう．全体の中での自分の位置がわからないと目の前のことに振り回されてしまい，仲間や他部署との連携やあなた自身が独立した個として動くこともできにくい．

組織図を描くメリットはもう1つ，責任と権限が明確になることだ．夜勤2人か3人の時も必ず能力のある人にリーダーの印をつけること．

前述の済生会江津総合病院の日々の活動の組織図は図7のようになる．日々のチームは，スタッフの希望も聞きながら師長が勤務表を作成するが，患者にとって最上の看護を提供するチームを作ることを目的に作成している．あなたのところでは勤務表作成のルール，希望の出し方のルールは決まっているだろうか．患者がよい看護を受けられると共に，働くナースにとっても不満の少ないもの（少々の妥協はあり．100％のものってムリでは？）で決定されるのだ．

この組織図の中のAチーム卒後2年目のNさんに焦点を当て，その役割をみてみよう．組織図により彼女は1年目ナースにとって，お姉さん役．ただしこの役割が果たせるのは，休憩時間のみ．仕事中は余裕がなく，自分の分担業務で精一杯．日勤リーダーと副師長の判断に支えられつつ，めいっぱいがんばって患者にとってナースの役割を果たしている．

先輩たちには1人ひとり，その状況（手伝える時，SOSを発信しないといけない時など）によって役割を柔軟にとることが求められる．

Nさんは卒後2年目でまだまだ学ぶべきことは多い．能力のあるAチー

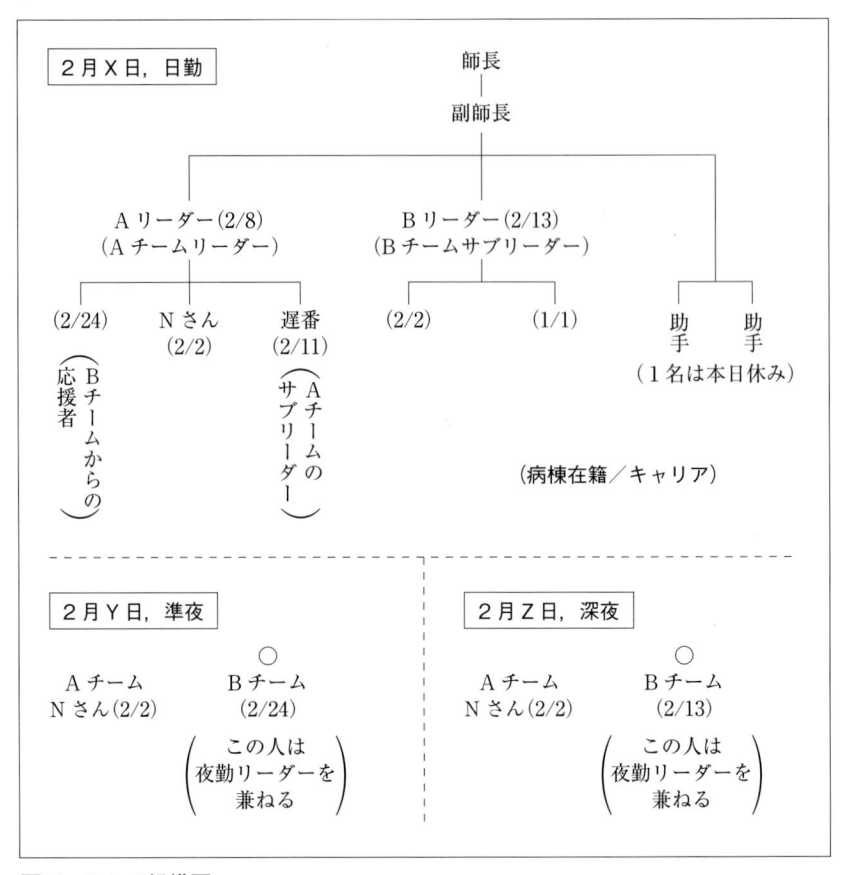

```
┌─────────────────────────────────────────────────────────────────┐
│ ┌──────────┐                    師長                            │
│ │2月X日，日勤│                    │                             │
│ └──────────┘                    副師長                          │
│              ┌──────────────────┼──────────────────┐            │
│          Aリーダー(2/8)      Bリーダー(2/13)                    │
│         (Aチームリーダー)    (Bチームサブリーダー)              │
│         ┌────┼────┐          ┌────┼────┐         ┌──┬──┐        │
│       (2/24) Nさん 遅番     (2/2)  (1/1)         助 助           │
│             (2/2) (2/11)                         手 手           │
│        ⎛B応⎞    ⎛Aサ⎞                       (1名は本日休み)     │
│        ⎜チ援⎟    ⎜チブ⎟                                         │
│        ⎜ー者⎟    ⎜ーリ⎟                                         │
│        ⎜ムか⎟    ⎜ムー⎟                                         │
│        ⎝ ら⎠    ⎝のダ⎠                                         │
│                    ー              (病棟在籍／キャリア)         │
│─────────────────────────────────┼───────────────────────────────│
│ ┌──────────┐                    │ ┌──────────┐                  │
│ │2月Y日，準夜│                    │ │2月Z日，深夜│                  │
│ └──────────┘                    │ └──────────┘                  │
│              ○                 │              ○               │
│     Aチーム   Bチーム            │     Aチーム   Bチーム          │
│     Nさん(2/2) (2/24)            │     Nさん(2/2) (2/13)          │
│            ⎛この人は ⎞           │            ⎛この人は ⎞         │
│            ⎜夜勤リーダーを⎟       │            ⎜夜勤リーダーを⎟     │
│            ⎝兼ねる  ⎠           │            ⎝兼ねる  ⎠         │
└─────────────────────────────────────────────────────────────────┘
```

図7　日々の組織図

ムリーダーと組んで教えてもらったり業務を助けてもらえるように計画されている．Bチームもメンバーが2年目と新人なのでベテランのBチームサブリーダーがBチームの日勤リーダーをしている．副師長がチーフリーダーの役割をとっている．このように師長は目的をもって勤務者の組み合わせをしていることが日々の組織図をみるとよくわかる．夜勤もベテランと若手の組み合わせになっていることがよくわかる．

　Nさんにはさらに，受け持ちナースの役割もある．固定チームナーシング

では，受け持ちナースをチームが支援する，と明確に述べている(西元勝子ほか：固定チームナーシング 第2版−責任と継続性のある看護のために，医学書院，2005).

■受け持ちナースの責任と権限

固定チームナーシング第11回島根地方会でチームリーダーのHさんが「チームで2年目看護師を支えたターミナル期看護」として発表したが，その中にNさんの受け持ちとしての役割とチームの役割が明確になっていたのを紹介したい(詳しくは同地方会資料集27-29頁参照).

 Nさんは慢性期の看護が中心だったBチームから，急性期・ターミナル期の看護を受け持つAチームに移動してすぐ，Aチームのリーダーから，スキルス胃癌，54歳女性Tさんの受け持ちになるよう告げられた.
 Nさんは自分にやれるだろうかと不安だった．「以前受け持った患者さんは麻薬を使用しはじめてすぐに亡くなられたし，疼痛コントロールについてもよくわかりません」とリーダーに気持ちを話すと，「自分ひとりでしようと思わなくていい．みんなで看護するんだから」と励まされた．チームはキャリア2年目Nさんに勉強して経験を積んでほしいという思いでサポートした．日勤の時，Nさんの受け持ち患者はTさん以外は軽症の患者をつけ，できるだけNさんがTさんにかかわれるように業務分担を考えた．またTさんの疼痛コントロールや呼吸の状態を把握してケア計画が立てやすいよう，朝のカンファレンスを運営するなど，チームはバックアップしたのだ．NさんはTさんが家族とすごす時間を大切に考えてサポートした結果，家族は気持ちを言葉にし，Nさんはその思いを傾聴していった．
 このようなプロセスを経て，家族は体位交換などにも参加し，心残りなく付添い，Tさんの最後を看取った．

この事例は，経験の少ないナースが受け持った時の本人とチームの役割をうまく伝えていると思う．

NOTE

■固定チームナーシングのおもしろさ

かつて小児病棟師長だった西元勝子先輩は，
① 患者に責任をもって継続した看護を提供したい
② 看護の主張をしたい，主体的な看護を展開したい
③ ナースとして成長したい，リーダーもメンバーも育ち合う関係でありたい

との思いから，ただ単に患者を2チームに分けて，今週はAチームで働き来週はBチームで働くといった，日替わりのチームナーシングではなく，患者に継続して責任を持っていく看護提供方式を考えた．

それは今日の看護をどう進めるかだけではなく，どうしたら患者に継続して責任を持て，看護の質的向上が図れるかを考えるチームで，一定期間（1年以上）リーダーもメンバーも変わらないで，チームで決めた年間目標を達成しながら看護を進めたり勉強をしていく小集団活動を特徴としていたのである．もちろん，メンバーが交代で勤務していくのだが，他チームへ応援に行くことも起こり得る．応援し合わないと交代勤務はできないのだから，1週間リーダーの勤務を固定するという考えではない．

当時西元さんは，50床の小児患者を，急性期，重症，感染症，ターミナル期，母子同室入院の患者，個室，2人部屋を担当する20床のAチームと，1人で入院している慢性期，リハビリ期，非感染症，6人部屋を担当する24床のBチーム，1人で入院している乳児，新生児，未熟児6床を担当するCチームの3つに分けていた．経過別，症状別，発達別に分けていたので，看護上の問題がとらえやすく，読者の皆さんにも理解しやすいシステムだと思う．つまりは，ナースも患者も数を均等に分けるというやり方ではなかったのだ．

看護の考え方を土台にして患者を分け，そしてナースの力量を評価しながら看護チームを作っていく．たとえば，Bチームのナースたちは，自分たちの担当するリハビリ期や経過の長い患者さんの安全を守り，入院生活が豊かな日常生活を保障されたものにするにはどうしたらいいか，チーム会で話し合うので，お互いの考え方もわかる．また，目標や対策の決定に参加し実践していくので，やりがいのある主体的な看護活動になっていく．ほかのチームも同じである．対象の特徴が違うように，看護上の課題も違ってくるのだ．

こうした小集団活動は，勉強会や看護研究でも焦点が当てやすく，先輩たちはチーム内の後輩育成にも気を配るので，お互いがよい刺激を与え合うことになり，リーダーもメンバーも共に育ち合うことができる．この病棟のナースたちと話してみると，メンバーそれぞれが自分のキャリアに見合った役割がわかっている，つまり自分に何が期待されどう行動すればよいかをよく自覚しているな，と感じたものだ．

■ 固定チームナーシングでの受け持ちナースの役割

1) 固定チームナーシングでの受け持ちナースとは

師長以外は全員受け持ちナースになれる.

① 受け持ち患者を認識して有効な情報を最も多く持っているナース. 患者情報の管理が受け持ちナースの最重要な役割・業務.

② 受け持ち患者のニーズを把握して患者・家族の代弁者になる努力をするナース.

③ 受け持ち患者の看護問題の解決に向けてあらゆる手段を用いて成果を出せるナース.

④ 受け持ち患者の看護問題をチームで共有して, 有効な計画や技術をチームの標準看護にしていくために, 小集団活動でリーダーシップを取るナース.

2) 受け持ちナースが役割自覚して質の高い看護を実践するには

① 受け持ちナースの決め方を明文化しておく.

② 看護問題の見える患者データベースを看護チームが活用できる.

③ 有効なクリニカルパスや標準看護計画を持ち, チーム医療として使用率が高い.

④ 患者の全体像と経過情報が一覧できる記録システムがある.

⑤ 日々の日常看護介護業務が共同業務として整備してある.

⑥ 共同業務は定期的にスタッフに技術トレーニングしている.

⑦ 日々のリーダーの臨床実践能力のレベルが高い. チームワークシートによる適切な業務分担と応援体制づくり.

3) 受け持ちナースをチームで支えるために

① カンファレンスを活用. 毎日行なうミニカンファレンスと, 定例会で準備して行なうケースカンファレンスを区別する.

② ケースレポートをまとめ, 発表する機会を年1回以上持つ.

③ 認定看護師や専門看護師の活用システムがある.

④ 師長・主任・リーダーのサポート…チーム会からリーダー会へ.

(西元勝子)

NOTE

■個人目標の作り方，進め方

・折りに触れ，自分の関心のあることは何か考えてみる．最も心躍るのは？　興味関心の領域は患者のこと？　それ以外？　人生の目標作りはこのように考えていけばよいが，リーダーとして自己啓発していくのに，という点で考えてみよう．ブレーン・ストーミングするとよい．1人でする時はメモにする．

・メモと鉛筆を準備し，コーヒーでもビールでも，あなたが考えごとをする時にピッタリくる飲み物を用意しよう．喫茶店，自分の部屋，車の中，どこでも静かに考えるのにふさわしい，あなた好みの場所を決める．

・やってみたい，チャレンジしたいと，ふと心をよぎることをどんどんメモしていく．行き詰まったら，初めから読み直す．思いついたらすぐメモる．

・メモができたら文章にしてみよう．リーダーとして必要な疾患の知識や看護技術をマスターしたいと考えたら，これを一人称現在形で表現する．「血液疾患の患者の事例をまとめる」のような，簡潔な文章がいい．

・その際，いつまでに，と期限を書くこと．たとえば，「今年中に○○術術後の看護のスタンダードプランを完成する」「日勤リーダーのレベルを先輩△△ナースに評価してもらってから夜勤リーダー業務に取り組む」といった具合に．

・プランを書き上げたら，今すぐやれること（スタートできること）に印をつけてみる．次に必要なサポートを誰から得るか，誰の助けが必要か，1人でやれるかを検討する．心配するより計画せよ！　目標が文章化できたら，成功した時のことをイメージして楽しもう．いい感じのイメージをすること．期日に遅れている，結局1日延ばしにしてしまった，できばえが思わしくない，目標が80％しか達成できないといったイメージは，いやーな感じを味わう．反対に，80％も達成できたイメージはいい感じのはず．

・課題が表現でき，自分の中でもはっきりゴールがイメージされたら，師長か主任か，あなたを導いてくれる人に話してみよう．助言してもらえるかもしれないし，あなたが上司にことばで伝えていくことこそ大切なのだ．一種の契約になるから，目標達成の力になってもらいやすい．

・文章化した目標を，時々取り出して読んでみよう．その時の行動が目標達成に向いていればよいが，そうでない行動なら，何をすればよいか，何をしていないか，今始めることは，など行動を振り返ること．

・目標はせいぜい3つくらいまで．1つ2つでもよい．1つできたらその成功を喜び，次の課題を設定していけばよい．

・目標を達成したら自分をほめよう．ご褒美を自分にあげるのも楽しい．

■あなたを助ける「小集団理論」

　ある日，あなたは日勤リーダーで，数人のスタッフとチームを組んで業務を遂行することになった．その時，日勤帯でやらなければならないことを，落ちなく，事故なく，人間関係も円滑に気持ちよく終えたいと願っていることだろう．チームをうまくまとめたい，と誰もが思う．そんな時，次のような「小集団理論」を知っておくと役に立つ．固定チームナーシングのリーダーには特にお勧めだ．

・集団目標が明確だと，チームは動きやすく仕事を達成しやすい．しかし，達成方法があいまいだったり全員に共通理解がないと成果は出ない．

・目標設定にメンバーがどれだけ参加するか，関心を持っているかによって，実践力が違ってくる．自分の貢献がはっきりわかると，メンバーはやる気になる．

・目標設定する時に，発言を促したり，メンバーのやりたいことにリーダーが関心を寄せると，コミュニケーションは活発になり，目標設定への参加感が満足させられるので，やる気が高まる．やや困難な目標を設定するのがコツ．

・目標を達成すると自信につながり意欲もわく．日勤の終わりに1対1でよいからメンバーと仕事の達成度を話し合うとよい．小さなことでも成功したら喜び合うこと．

・メンバー1人ひとりの役割の自覚を促す．その人に期待していることをことばで伝えると自覚が増す．年上，年下，職種の違いなど，その人の立場や自尊心を大切に．小集団では，自己の役割が明確になりやすく，目標へも動機づけられる．

・集団が大きいと「社会的手抜き（自分の参加を抑えようとする，自分1人くらいならと依存的になるなど）」をする人が現れる．集団が小さいほど，個人の貢献がほかの人の目にとまりやすく，周りから認められる（社会的認知）機会が増える．

・チーム活動の中で，目標設定や課題達成に巻き込まれる度合いが大きいほど，凝集性の高い集団になる．集団が大きすぎると，発言の機会も少なくなる．それは参加の機会が少なくなることにつながる．形式的参加ではだめ．自我関与があってはじめて成長につながるのだ．合意していくのには時間がかかるが，最も民主的な決定法である．

・小集団というのは，対面の接触や心理的な結びつきがある集団のこと．だから，どうしても好き嫌いの感情が表れてくる．嫌いだから口を利かない，となるとコミュニケーションは閉ざされるし，逆に，○○さんはこうああで，と陰で活発に語られては，かえってチームワークが悪くなり，課題達成に障害が出る．合意や協力を取りつけるための話し合いを進めること．ある人の人格を語り合っても成果は出ない．

・小集団活動を通して，個人の成長，人間形成と集団の成長があるか，集団の動きを見ておく．たとえば，「あの人の行動がこう変わった」「○○さんと△△さんが以前より口数が多くなり，カンファレンスでも発言するようになった」「メンバー同士の声がけが増え，助け合いの行動が見られるようになり，チームが活気づいた」など．

誰の指示を受ければいい？
治療方針・計画を確認しよう

　最終的な責任者は，師長，看護部長，院長と上位へ上がっていくから，すべての指示，命令は，自分の直属の上司からが原則．しかし，患者の生命にかかわることや療養上の決定の多くは，医師による指示，命令である．課題や状況に応じて，医師か上司いずれからの指示を受けるべきかを判断せねばならない．ただ，火災や地震などの災害時はまた違ってくる．1995年の阪神・淡路大震災では，夜勤帯での災害発生であったため，被災病院の状況によって指揮系統が違っていた．病院のトップが到着するまで夜勤師長が全体の指揮をとったところもある．彼女のほうが当直医師よりも病院勤務年数も多く，物品やナースの配置，全患者の状況把握の点で情報も多く持ち，指揮能力があったからだ．

　また，時間の経過や状況の変化と共に，指揮系統も変わっていく．いざという時(特に火災時など)，誰が指揮するのかまとめたマニュアルがあれば目を通しておこう．阪神・淡路大震災では，あまりに規模が大きな災害だったので，マニュアルどおりに動けない，マニュアルでは間に合わないという事態も生まれたが，あれほどの規模でなければ，院内放送や当直師長の指示を待つのもいいだろう．もちろん，それまでにリーダーとしてどう動くか，師長不在時はどうするかなどを，普段から話し合ったり訓練しておくことをお勧めする．

　平常時には，日勤・準夜・深夜，それぞれの勤務帯での組織図を頭に置き，リーダーは誰か，当直医・当直師長は誰か，などの情報を収集しておくこと．

■組織図を頭に入れておこう

　ところで，病院全体の組織図は頭に入っているだろうか．他部門の業務の範囲にも興味を持とう．看護はほとんどの部署に関連があるので，指示命令も関連部署にかかわる内容の場合がある．そのような場合の情報受付の責任

者は師長である．師長からの指示や情報は，口頭で伝わる時と文書を読んでおくように言われる時がある．よく聞き，読むべきものを読んでおくこと．また，師長を飛び越えてあなたに直接指示があった時には，必ず師長に報告する．あなたが受けてはいけなかった場合もあるからだ．また，指示命令を受けたら，できるだけ文章化しておくとよい．口頭の場合，後に「言った言わない」でトラブルになることもあるので，メモや記録に残す工夫をしておこう．

NOTE

■よいメンバーとは

　リーダーとしてだけでなくよいメンバーになるのにも，指示・命令系統を理解していることが肝要だ．ここでついでに，「よいメンバーとは」を考えてみよう．ある病院の新卒ナースたちは，KJ法で作った図を基に次のようにまとめた（表3）．メンバーの1人，Sさんは，次のように文章化した．

　「よきチームメンバーとなるために，個人個人が心がけなくてはいけないことは，業務前に自分で行動計画を立て，1日の流れを把握しスムーズに仕事ができるように努めることだ．仕事をするに当たっての土台となる自分の知識，技術を高めるためにも，わからないことはそのままにせず自分で調べ，それでもわからない時には，先輩や医師に尋ねたり確認したりし，また初めての処置や不慣れな処置は前もって調べ，積極的に実施するように心がけることが必要だ．つまり，基本的に自分の仕事は責任を持って行ない，自らの現状を把握し，向上心を持って仕事をすることが大切だと思われる．

　次に，メンバーの1人としてチームナーシングで仕事をしているという意識を持ち，入院している患者すべてをしっかり把握し，チームでの自分の役割を責任持って果たすうえで，スタッフ同士がお互いに声をかけ合い，業務が重なったり抜けが出たりしないように協力し合うことも必要だ．

　そして，仕事をスムーズにこなすためにも，準備や片づけは随時手の空いている時に行ない，次に仕事をする人がしやすいように環境を整えるよう心がけるべきだろう．また，患者の状態に関する情報や気づいたことは随時リーダーに報告し，できればメモを取るなどして，申し伝えのミスが起きないようにすることも大事だ．

　さらには，人間関係を良好に保つためにも，お互いあいさつをしっかりするなどしてコミュニケーションをよくとり，明るい雰囲気で仕事ができるように心がけたいものである」

表3　よきチームメンバーになるために(兵庫県立塚口病院小児病棟新人グループ)

1. 向上心をしっかり持つ．
   1) 自分の現状を把握する．
      ・自分で何ができて何ができないのかを明確にする．
      ・フォローしてもらいたいことはハッキリと伝える．
   2) 自分自身の知識技術を磨く．
      ・処置は前もって聞くか調べておく．
      ・わからないこと，気にかかることは早めに確認する．
      ・不慣れな処置が早くできるよう処置には積極的に参加する．
      ・わからないことはそのままにしない．
   3) 自分のことは責任をもってする．
      ・1日の流れを自分自身で把握して，スムーズに仕事ができるように考える．
      ・業務前に自分の中で行動計画を立て，要領よく行動する．
      ・早め早めの行動を心がける．
   4) 自分の意見をはっきり述べる．

2. 周りに気を配る．
   1) 次の人が仕事をしやすい環境を作る．
      ・物品補充などしっかりとする．
      ・処置・ケアで使用した物品を片づける．
   2) 物品の定位置をきちんと覚える．

3. チームの目標・方針にそって仕事をする．
   1) 周囲の状況を把握しながら行動できる．
      ・その日，その時間に忙しい人がいれば声をかける．
      ・ベッド移動の多い時は，みんなで協力し，早く終わるようにする．
      ・分担表を見る．
      ・チームの患者について把握しておく．
   2) リーダー，メンバーに必要なことを報告・連絡できる．
      ・チームノートを活用する．
      ・情報はメモに残す．
      ・リーダーへ随時報告する．
      ・言われた時にすぐ行動する．
   3) チームの一員として協力できる．
      ・チームでの役割・仕事に協力する．
      ・チームナーシングで仕事をしているという意識をしっかり持つ．
      ・病棟から離れる時はきちんと声をかけていく．
      ・業務が重なったり，抜けたりしないように声をかける．
   4) 先輩と仲良くする．
      ・礼儀としてあいさつをしっかりする．
      ・チームメンバーとコミュニケーションをとる．
      ・明るい雰囲気で仕事ができるように心がける．
      ・日頃のあいさつを大切にする．

> **アドバイス**　リーダーやって成長だ！（学んだことを応用しよう）

★研究グループや各種委員会などのメンバーになったら

　先輩と組んで看護研究を進めていくように師長に言われたり，記録委員に推薦されたりした時，あなたはいやな気持ちや，自分にはできないという不安を味わうかもしれない．そう，初めてリーダーを命じられた時のように．

　しかし，リーダーを引き受けた時と同じように，ここでもやっぱり1つのチャンスを得たと発想を転換しよう．いやだいやだと思っていてはエネルギーが空転するだけ．次のように行動してみてはどうだろう．

・看護研究グループにしろ何かの委員会にしろ，目的と目標を明確にし理解する．経験者や前任者に今までのことを聞くのもいいし，記録があるなら読んでみよう．

・会合には必ず出席する．第1回目は特に大切だ．グループや委員会のねらいや計画が話されるはずだから，できる準備をしたうえでよく聞き，メモを取ろう．遅刻は厳禁！

・会合で理解できたこと，わかりにくいことなどは，1つひとつはっきりさせ，必要なら確認や質問をしよう．

・そのグループや委員会で，自分はどんな行動をとれば役立てるのかを考えてみよう．自分にできることは引き受け，気持ちよく行動すること．グループのリーダーになるのは能力的に無理でも，話し合いの際の記録係にはなれるだろう．そうしているうちに，グループに貢献するとはどういうことか，だんだんわかってくるはず．

・委員会などで得た情報は職場の仲間にフィードバックし，協力してもらいたいことがあれば，機会を作ってお願いしよう．

・当たり前だが，看護研究のしかたを知らなければ研究はできないし，研究論文の書き方を知らなければ論文は書けない．基礎知識は習得しておこう．ただ，研究を進めるプロセスで先輩たちが教えてくれるかもしれないから，事前に確認を．

　看護研究グループも委員会も，その活動の目標達成が求められる．その目標達成のプロセスの中で，リーダーシップやメンバーシップを学んだり発揮したりしていくのだ．確かに勤務で疲れていても，なおやらなくてはならない課題があるのはつらい．でも，課題に関心を持って自発的に取り組むか，やらされ

ていると負担に感じていやいややるかは，やっぱりあなた次第．

★病棟運営を支えるリーダーになったら

社会保険神戸中央病院では，もうすぐ3年目になる少し前に固定チームナーシングでの日々のリーダー研修を行っている．

事前課題は，①メンバーとして困っていることをレポートすること，②職場とチームの概要や現状をデータで表現したシート作成，である．

この②の課題は，師長にデータを教えてもらうやりとりの中でいろいろな学びがある事前学習となる．データを分析することは，リーダー訓練にとても有効である．日々のリーダーはいつも全体を把握していないと優先順位もつけられないし，判断もできないからである．この病院のように早くからデータで概要をつかむ訓練をするようおすすめしたい．

卒後5年目以上になり，中堅と呼ばれるようになったら，師長や主任を補佐するつもりで，病棟全体の動きに関心を寄せ，問題解決を図り，看護の質の向上を目ざす役割を担おう．特に固定チームナーシング体制だと，定例リーダー会が開かれるから，この役割がとりやすくなる．

ただ，どんな看護方式であっても，病棟運営を支えるリーダーの立場を自覚したら，現状分析を心がけよう．そうすれば，問題意識が高まり，解決を迫られている課題がつかめる．

①患者に関する状態をデータで把握する（142-144頁参照）

「高齢患者が多い」という表現よりも，患者平均年齢，在院日数，ベッド稼働率，疾患や看護度，特殊な処置検査件数など，データでとらえること．

②看護記録を重視する

折に触れて記録に目を通し，患者理解をしておくと共に，記録は適切に書かれているか，看護計画が立てられ評価修正されているか，などスタッフの力量を把握すること．

アドバイス　力がついてきたらデータ把握に努めよう

病棟や所属看護単位の現状をデータで把握するクセをつけよう．

重症（急性）患者に関するデータ（変化が大きいので急変時に対応しやすい），

患者の移動(手術,転室,転棟,入退院,外出,外泊など),患者の年齢・病名など,とりあえず今仕事を進めるうえで必要なデータは,たいていの人が持っている.それ以上に設備・物品・備品に関すること,スタッフに関すること(乳幼児を抱えるナースはいないか,メンバーの力量はどんなものかなど),中央管理システム(掃除や洗濯,給食など全体として決められていること)などについて,年間を通してどういう状況にあるのかを知っておくと,仕事のしかたが違ってくる.

　以下のような問いに答えてみよう.どのくらい答えられるだろうか.
・ベッドとベッドの間隔はどのくらいか.
・トイレや便器の数はいくつあるか(患者に足りているのか).
・消耗品の請求は月に何回するか.
・あなたの病棟では1日平均何人の患者さんが点滴をしているか,その総量は500mlのボトルに換算すると合計何本になるか.
・あなたの病棟では5mlの注射器を1日平均何本使うか.
・あなたの病棟には清拭用ベースンが何個あるか.
・あなたの病棟の患者給食は1食いくらでまかなわれているか.
・あなたの病院の1日平均の入院患者数と外来患者数はどのくらいか.
・8Frバルーンカテーテルは1本いくらするか.
・あなたの病棟で最も消耗するものは何か(ガーゼ,絆創膏,それとも別の何か?).

(安部陽子・平尾泰枝)

これだけできれば万全だ！
リーダー業務のすべて

■ 初めてリーダーをする時に

　いよいよ今日初めてリーダー業務をするあなた．師長や先輩が補佐してくれはするだろうが，ほかの人に助けてもらうためにも，声がけしたり報告を求めよう．今まで述べてきたように，情報収集が決め手になるのだが，逆にいつも以上に自分の意見を主張することもリーダーとしては必要なことだ．

　まずは，次のような心得を頭に入れておこう．もちろん，初めから100％完璧にやらなくては，などとは思わないこと．

■チームリーダー心得6か条
1. よいチームにしようと願う．
2. チームやグループの課題を4W1H（11頁参照）で明確にし，メンバーと共有する．
3. カンファレンスやミーティングをこまめに開き，コミュニケーションの機会を増やす．1対1の話し合いでもよいが，できればメンバー全員の参加を促し，決定に巻き込むこと．その際には「あなたの意見を聞かせて」という態度で．少数派の意見は特によく聞くこと．
4. お互いの立場や役割，仕事の内容を理解しておく．相手の都合も考えられる行動を．
5. 気軽に声がけし，さらに相手の言うことをよく聞いて受け取る．必要な

らよく考えて意見を言い，問題解決的に考える．意見の対立を恐れないで．
6. 自分の感じたいい感じや喜びを表現し，ねぎらいや感謝のことばを惜しまない．

　さて次に，初めてリーダー業務をする前の準備だ．リーダー業務手順を頭に入れ，物品の定位置や定数，患者に関する情報，医師のスケジュール，ベッド援助，入退院の予定，検査や手術に関することなど，必要と思えることはメモしたり，時間制限，時間配分も自分がわかっているだけでなく，ほかの人にも伝えておくほうがいい．可能な予測をしながら準備しておくことが大切だ．余裕があるなら，数日前から記録を読み，実際に目で見て患者の状況をしっかり把握しておいたりすると，初リーダーの日に助かること請け合い．状況をつかめていないと，状況に振り回されてしまう．つまり，状況に支配されるか状況を支配するかを決定するカギは，準備の有無，予測性，情報の収集や共有からくるあなた自身のゆとりにあるということだ．いつも全体をとらえること．そのために一覧できる業務分担表(チームワークシート)があると助かる．20-22頁の「お手本にしたい行動」を参考に．

> **アドバイス　初めてリーダーをする日のために**
>
> 　大事なのは，よい看護活動のため何が必要なのか，自分のキャリアで何ができるのかを考え，基本をいい加減にせず小さなことや当たり前のことをていねいにやっていくことです．そういう毎日の積み重ねが自己形成の基礎になっていきます．特に基本的ケア，朝夕のケアをきちんとするためには，まず病棟の手順，基準を頭に入れて置きましょう．
> 　そうするうちに，初めて日勤リーダーになる日がきます．患者さんの生命を守りながら，自分もイキイキと仕事するために自分の考えをオープンにしましょう．オープンになるほど，周りは助けてくれます．あなたの困っていることがわかりやすいと，助けやすいのですから．
> 　リーダーをすると病棟全体が見えてきます．大変だけれど，楽しんでやりま

しょう．そのためにも，大切なのは周りの人たちの協力や援助を得ること．特に医師と仲良くして，報告したり，指示をもらったり自分の意見が緊張せず言える関係を日頃から心がけておきましょう．栄養士や検査技師，PT，OTとも同じです．そして，感謝やねぎらいのことばは心から．

リーダー業務をやってみると，メンバーになった時にリーダーの苦労がわかり，よいメンバーになれます．

ここで，私からの宿題です．
・初めて日勤でリーダー業務をするのに，準備することを3つ以上あげなさい．
・初めてのリーダーとしての行動を3つ以上あげなさい．
・初めてリーダーをしたその日のうちに，うまくやれた，成功，いい感じだった，ことを3つあげなさい．しまった，まずかった，もっとうまくやれそうなのは？　これも3つあげなさい．

以上のことをあなたの個人記録にしておくといいですね．

(西元勝子)

NOTE

■休日のリーダーも悪くない

土日曜，祭日など普段と違って診療活動が少なくなる日は，患者の日課も変わる．そこで，多くの病棟では日勤メンバーを減らしている．そんな中で日勤リーダーをする時には，どんな心構えや行動が必要だろうか．

スタッフが少ない，師長は不在，そんな中で判断や決断が迫られるわけだから，情報収集し問題発見して1日の目標設定をするのにも，よりいっそうの看護のセンスが必要とされる．重要な情報が何かわからないと，どんな情報でも集めてしまいかえって混乱する．

その日の患者の問題解決のためには，アイデアを出し決定し，手順を決めないといけない．しかし，自分1人では不安だとか自分の考えが心もとない時にあてにできるのは，チームメンバーだ．キャリアのある先輩にはどんどん相談しよう．いつもより病棟全体が落ち着いている時には，少したっぷり時間をとったカンファレンスはできないだろうか．家族の面会があるなら，家族参加のカンファレンスを計画するのもいいだろう．このように発想できれば，看護を評価する力も鍛えられていく．自分に足りないところを知って，メンバーにSOSを出せるというのは，すばらしい能力だ．そのうえ，後輩の気持ちも受け止めていければいうことなし．チームメンバーの能力を引き出していける．

また，患者数が少ないことを生かして，その時期を上手に学びの機会に使うこともできる．たとえば，年末年始に卒後3年目の人をリーダーにして鍛えている病棟があるのだが，数が少ないから患者の状況もとらえやすく，メンバーに指示も出しやすい．比較的ゆとりもあるので，業務の成功感を味わいやすく自信もつく，という作戦だ．チームの力を引き出したりまとめたりするのが難しいと考え，すくんでしまいがちな人には，このゆとりが大事．できれば一緒にやるメンバーに，ソフトに指導してくれる先輩が入っていればいうことはない．そこまでいかなくとも，ゆとりのある状況を生かして，個人的にいろいろな人の看護記録を読んだりすると，ずいぶん勉強になる．読めば読むほど，新たな発見があるはずだ．

このように，日曜祭日だけでなく，ゆとりのできやすい年末年始は，リーダー訓練のチャンスである．

患者の日常生活からリーダー業務は生まれる

リーダーは，メンバーとは違う1日の業務を行なわなくてはならない．たとえば，どんな患者を受け持つのか，医師とどのようなかかわりをもつのか，他部門(PT, OT, MSW, 薬局，給食部，医事課，メンテナンス部門など)との連絡や相談のしかたはどうするか，そして何より患者や家族にその日の受け持ちナースと協力しながら，どう接していくかなどについて，検討しておく必要がある．もちろん，助手さんとの連携も忘れてはならないし，書類仕事もあることだろう．業務は一定時間内に必要量(それも状況によって急に増減する)を達成しなければならないが，手順，基準などを文章化したりして改善することもできる．まずマニュアル化されたものを頭に入れておこう．マニュアルづくりに参加しているとなぜそれが必要かをしっかり理解できるので，年1回はマニュアルの見直しをしよう．

チームで引き受けている患者たちの1日の暮らしを支援していくのだから，ここから看護業務が発生し，リーダーとして分担すべき業務が生まれると考えよう．

鹿児島県立大島病院のある病棟で，助手さんがワゴンにのせた「モーニン

グケア10点セット」をチェックしつつ準備しているのを目撃した．汚れたものも分別して回収するよう袋が工夫されていた．物品がそろっているとナースは仕事がしやすいことだろう．

別の病院の小児病棟では「点滴固定セット」と表示された工具箱様のプラスチックボックスがいくつも準備されていた．みなさんのところにも清潔ケアセットやガーゼ交換セットなど物品をそろえているのではないだろうか．

> **アドバイス　基本的ケアの内容の再確認を（ゆとりある人に）**
>
> 　モーニングケア，イブニングケアの内容が明確になっていますか．もし手順，基準として文章化できていなければ，実際に自分の病棟でやっていることを書き上げてみましょう．こうして自分の病棟では，何がどれだけ行なわれているか，業務の全体量と内容をしっかりつかんでおくことです．日勤業務を頭に入れ，これは朝の早いうちにしたほうがいいなど順位づけをして，その日の業務の流れを自分で作りましょう．
>
> 　これら基本的ケアが1年目の人も，ベテランナースも同じレベルでやれるように，わかりやすい簡潔な表現で，手順化しておくといいですね．またその実践のために，必要物品を全部セットにしてワゴンにのせていくなど工夫して，どの患者にも必要なケアを心がけてください．
>
> 　　　　　　　　　　　　　　　　　　　　　　　　　　　　（西元勝子）

■チームワークシートの活用

1日の看護業務量の全体を把握するため，固定チームナーシングでは「チームワークシート（チームの業務分担表）」を活用する（西元勝子ほか：固定チームナーシング 第2版-責任と継続性のある看護のために，45-54，医学書院，2005 参照）．

チームワークシートのポイントは，以下のとおりである．
・チームで担当する患者と業務の種類・量を把握する．
・看護チームで24時間使用する．
・簡潔で一覧できる．簡単に作成できる．
・その日勤務するチーム全員の業務分担をする．

・状況に応じて業務調整できる．
・業務もれや重複を防ぐため実施・未実施のチェックができる．
・問題発見や業務改善のバックデータとなる．

　また，共同業務，応援体制づくりなど業務を円滑に進めるための手だてを持っている．

　パッとみて患者とその看護業務が把握でき，必要ならチーム内やチーム間で応援できるような手だてが，チームワークシートなのである．チーム間で協力する共同業務を決めておくことも必須である．

　ここで，固定チームナーシングでのこれらの考え方を整理しておく．

＜共同業務＞
・ナース・スタッフ（たとえば助手，介護福祉士）で共同して行なう業務．
・分担して実施した方が無駄がなくミスのない業務．
・個別性の強いケア（疼痛・苦痛を伴い重大なミスに繋がるケア）対象へのサービス低下にならないもの．
・ケアの水準を保ちミスを防止するため，基準・手順を整備，年１回以上技術トレーニングを行なう．
・機能別業務とはいわない．

＜応援体制づくり＞
・情報共有手段の工夫とスタッフ教育→共同業務とチームワークシート．
・応援基準の明文化．
・勤務スタート時の申し送り・業務調整カンファレンスと看護師長・主任のサポート．
・チームワークシートによる業務分担の決めかたとチェック方法．
・緊急時・欠員時などの体制づくりの責任と権限委譲の明確化．
・日々のチームリーダーの教育と看護師長のサポート．

■リーダー業務も患者次第

　リーダーであってもメンバーであっても，その業務は患者の１日の生活を基本にしてスケジュールが決まる．あなたの看護単位での患者の実情を，

データでまず把握しよう．看護の対象としている患者の特性がわかると共通項もみえてくる．ほぼ全介助が必要な患者の多い病棟と，セルフケアの患者が多い病棟では違う．あなたのところでも既に「リーダー業務手順」のように文章化されたものがあるだろうから，まずそれに添って覚えよう．リーダー業務のオリエンテーションを受けた時や1人でやってみた時，気づいたことなどがあれば書き込んでいって自分なりのものを作ろう．

普段から患者に関心を寄せ，記録に目を通したり，カンファレンスではかかわりの少ない患者の時ほど，質問や確認をするつもりで参加することだ．このような日頃の積み重ねが，リーダーになった時に生きてくる．

先輩で上手に仕事を進める人をよく観察したり，メンバーになった時，先輩リーダーに助言されることを覚えておくとよい勉強になるだろう．業務はまず覚えていくしかない．そして経験を重ねて上手になるのである．

■日々のチームリーダーの役割と業務

固定チームナーシングでは日々のチームリーダー（日勤・夜勤リーダー）を勤務表の上で決める．その役割と業務をリストアップしてみよう．

チーム内の患者把握と安全（安心）安楽・自立への実践とメンバーへの指導

・実践のモデルになることを目ざして→スタッフ育成．
・患者把握の方法はスピーディに確実に問題解決志向で．

1. チームワークシートの活用→チーム全体の患者把握のためや，その日の業務を安全に確実に実践するために．

    どんなチームワークシートを使っているか，そのメリット・デメリット，課題は？　シンプルでチーム全体の患者の状態やその処置業務が一覧できるもの．

2. チームワークシート（その日のチーム内業務と分担計画）と現状分析．

    ・不足データは→何が不足か？　データ収集の方法は？
    ・問題予測と目標設定．
    ・優先順位を決める→あなたの決め方，あなたのやり方，おすすめ方法（77-79頁）．

・実践計画，チェックポイントは，モデルを示しているか？
・評価（目標達成はその日の業務完了）．
3. 勤務スタート時の業務調整カンファレンスは応援基準とメンバーの意見を参考に，師長・主任・先輩の助言やサポートを求める．
4. 勤務時間内ケースカンファレンスは，ワークシートの実施進行状況のチェックをし，時間を確保して実施する．
・看護目標：患者の行動目標で達成可能であること．
・看護計画：4W1Hで立案，ブレイン・ストーミングでアイデアを出す．参考文献などの意見が出るように，準備する余裕があること．
・計画・実施のために看護技術のチェック：1人の患者の目標・計画・実施を繰り返しテーマに出したり，受け持ちナースはケースサマリーを作成してカンファレンスに臨む．ケアのしかたをやってみせる．看護技術の基準・手順の作成を課題（年間目標）にするよう，チーム会で提案する．
5. 経験が少ないナースへのOJTでは，応援しつつ指導・助言する．

■カンファレンスで注意すべきポイント

　カンファレンスには，日頃気になっている患者さんや，後輩ナースが担当している患者さんを議題に取り上げることが多いと思う．その際に注意すべきは，以下のようなことである．なお，ここで言う「受け持ちナース」とは，受け持ち患者の情報の管理に責任を負うナースのことで，日替わり受け持ちナースのこと（その日の担当ナースと言っている病院もある）ではない．

・リーダーとして，カンファレンスで検討したいことや，ねらいをはっきりさせておく．
・記録を読む，担当医に確かめる，患者のケアを少しやってみておくなど，現状を把握しておく．
・カンファレンスで話すことは何か，資料準備が必要か，などを受け持ちナースと打ち合わせておく．
・受け持ちナースが不在の時にその患者をテーマに取り上げる場合は，それなりの目的（そのままにしておけない，今日計画を変更したほうがいい，

など)があるはずだから,その場にいる人たちだけででもカンファレンスを開くとよい.なお,なぜその患者を取り上げたかを受け持ちナースにメモででも,伝える努力をすることが,意思の尊重や意向の確認になる.
・受け持ちナースを尊重すると同時に,チームメンバーにも上手に依頼しよう.どうしても自分の計画どおりやりたいという場合は,そのことの意思表示を記録として残しておく必要がある.その場にいなかった人が,自分の意向を無視されたと感じることのないように手を打とう.

カンファレンスに関しては,『看護カンファレンス 第3版』(川島みどり,杉野元子著,医学書院,2008)を参考にしていただけるとうれしい.

人にも自分にもストローク

リーダーのもう1つの役割は人間関係への配慮的行動によって果たされる.気持ちよく助け合ってその日の業務を遂行するためには,人間関係を維持,促進することだ.具体的には以下のようなことである.
・あいさつや声かけ,ねぎらいなどのストロークを惜しまない.
・情報共有,状況共有,結果の分かち合い→2人でもカンファレンス.
・率直でオープンなコミュニケーション→あっさりとさわやかに依頼する.
・メンバーの健康状態への配慮.
・気になることがあるときは確かめる.
・自他の関係への気づき,自己の感情への気づき,状況への気づき,問題への気づきなど,どんどん気づいておく.
・先輩や師長・主任にSOSを!
・自分を信じる→自己効力感.

リーダーの日は楽しい? それとも憂うつ? どちらもあなたの感情だが,いい感じを味わうのが得意な人と,いやな感じを味わうのがクセの人がいるものだ.いい感じを味わう人は,完璧にできなくても誠実にやった自分を大切にするけれど,いやな感じを味わう人は完璧にできなかった自分を責

めるのが特徴．やる前から「きっとできない」「頼んでもきっとあの先輩は断わる」など，あらゆるうまくいかないことをイメージする．そして，その想像力に自分自身がプレッシャーを感じてしまうのだから何をかいわんや．こういうのを心のエネルギーの空回りという．

　心のエネルギーを空回りさせたあげく，いやな感じを味わい続け，それらをためこんでいく（しかし，「今，ここ」での問題解決には役立たない）か，今目の前にあるリーダー業務や今日のメンバーの行動にしっかり目を向け問題解決や課題達成にエネルギーを使うか，それはあなた次第．

　だから，まずは行動開始！　あなたがいい感じを味わう行動のすべてを1つひとつ実践すればいいのだ．たとえば「おはようございます」とさわやかにあいさつすることから始めてはどうだろう．こういうのをストローク（相手に対して存在を認知したよという刺激）という．ストロークは心の栄養素．ストロークされないと，人は心の飢えを感じるから，ストロークを得るためにあらゆることをするのだ．たとえそれが不愉快なものであっても．

■いい感じのストロークをためておこう

　楽しくやるコツは，いい感じのストロークを「心の財布」にためておくこと．そして他方でゆとりを生むための現実的な戦略を立てておくことだ．まずは，いつもより早めに出勤して情報収集開始．白板，カーデックス，カルテ，前の勤務帯の人の行動の観察（ついでにねぎらいのことばをかける），今日の勤務者のこと，自分のチームと他チームのメンバーの力量や健康状態を頭の中でチェック，などなど．とにかく，状況がつかめるように手を打つ．といった調子で，準備できることは知恵を絞って．予測できることは先取りして，早め早めに．他チームのリーダーに，ここという時の応援をお願いしておくといったオプションも用意しておこう．

　こうしてやるだけやったら，実践した自分もねぎらいほめよう（自分自身へのストロークはとても大切）．そして，次の仕事にとりかかること．1つひとつ落ち着いて誠実にやっていく．いざとなったら，師長，主任，先輩，医師，助手と誰でもいいから，早めにSOSだ！

NOTE

■ストローク

人は生まれるとすぐ．触れられ，つつまれ抱かれ，ゆすられるなど体への刺激を受ける．この刺激は生き延びるのに不可欠で，成長するにしたがってことばや表情，動作といった刺激も受けることを身につけていく．ほかの人から存在を認められたい，愛されたいという欲求を満たすこれらの刺激をTA(Transactional Analysis：交流分析)ではストローク(存在認知，の一単位)という．

1)いい感じのものといやな感じのもの

もらうと気分のよい(⊕，OKを感じる)ものをポジティブ・ストローク，いやな感じがする(⊖，Not OKを感じる)ものをネガティブ・ストロークと呼ぶ．ストロークは生きていくうえで不可欠なのだが，いつもポジティブなものがもらえるとは限らない．そこでネガティブなものでも得るために，できることは何でもして人はストロークの飢えを満たそうとするのである(家族や友人の訪れのない患者が頻回にナースコールをしたり，ナースに当たりちらして眉をひそめさせるなど)．

また，「大好きよ」(⊕)「あなたなんかいなくていいわ！」(⊖)のように存在そのものへストロークするのを無条件のストロークという．「手伝ってくださって，ありがとう」(⊕)「禁煙してくださらないと困ります」(⊖)のように行為に対するストロークを条件つきのストロークといい，理にかなっていて一貫しているとしつけや相手の行動変容を促すのに役立つ．

2)ストロークの手だて

抱きしめる，なでる(⊕)，たたく(⊖)など身体的ストローク，あいさつ，ほめる(⊕)，いやみを言う(⊖)など言語的ストローク，笑顔，手を振る(⊕)，にらむ(⊖)など非言語的ストロークがありこれらを組み合わせてストロークする．

ストロークする時は態度と行動が一致していることが大切．ナースが手を握りながら話に耳を傾け，ほほえんでやさしいことばをかけてくれると，患者はやわらかい羽毛に包まれたような心地よさや安心感を得る．それはナースの感情と行動が一致していて，ウソがないのを感じるからである．

3)ストロークは家庭で学習する

同じケアをしても，お礼を言う(⊕のストロークする)患者と言わない(ストロークしない)患者がいる．ストロークのしかたや受け取り方は5〜6歳ぐらいまでに家庭で学習するという．⊕のストローク(特に無条件のもの)をたっぷりもらえた人，求めた時に満たされた人と，拒否され続けた人とは違う．子どもからのストロークをきちんと受けとらない親から，子どもは自分も受けとらない．あげない．といったことを学んでしまう．

4)ナース自身にも必要

患者にとってナースのストロークは欠かせぬ心の栄養物であり，闘病に大きな影響を与えるが，ナースもまた1人の人間と

ストローク	ポジティブ	⊕ 無条件(存在に対して)	身体的ストローク	⊕ さする，手をつなぐ
	ネガティブ	⊖	(からだのふれあい)	⊖ たたく，ひねる
		⊕ 条件つき(行為に対して)	言語的ストローク	⊕ 元気そうですね
		⊖	(ことばによるもの)	⊖ バカだね
			非言語的ストローク	⊕ 笑顔で受け取る
			(動作や表情)	⊖ ひったくる

▼ 一度に全部すると濃いストロークになる

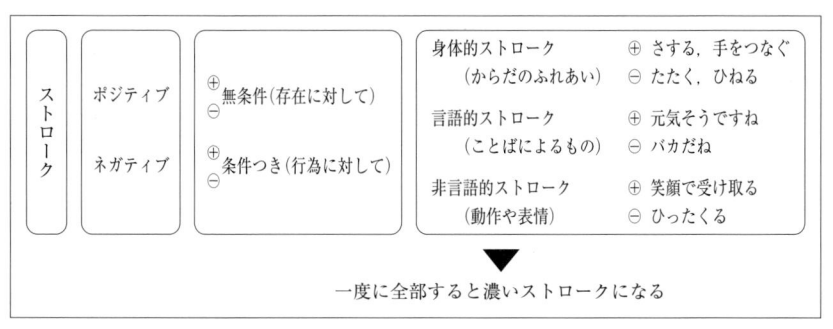

図8　ストロークの分析

してストロークを必要とする．患者から喜ばれることや，ねぎらいのことばで勇気づけられよう．気持ちが落ち込んだ時は，自分から家族や友人にストロークを求めよう．自分が最も求めているものにピタッとくる(ターゲット・ストローク)時の気分は最高！

自分自身をねぎらい，認めていくことも大事(自分なりによくやってるわ)．他人がケチをつけても必ずしも当たっているとは限らない．あなたにはそう思えるのね，ぐらいに考えよう．ほかの人ときちんとストロークを交わすことは，相手にとってプラスになるだけでなく，積極的に関係を樹立していくことや自分自身がその場にふさわしい健全な生き方をすることになる．

仕事は分担して楽しく，早く終わるように

リーダーになったら，誰にどの仕事を頼むか，業務の割り当てを決定しなければならない．特に年の若いナースにとって難しいのは，メンバーの力量の判断や起こり得ることの予測をし，全体の業務量から個々の分担量を決定しそれを依頼することだろう．依頼のしかた(言い方)も大切だ．

あっさり「これとこれをお願いします」と言えない．こんなことを言うと相手はいやがるかもしれない，いやな顔を見るくらいなら自分がやろう，といった思考が入り交じってつい弱気になることだろう．

メンバーの力量はだいたいつかめていて，個人の性格についてもあるイ

メージを持っていたとしても，人を傷つけたくない，嫌われたくない，人によく思われたい，言いにくいことは言わないで済ませたいというようなストレス状態になった時，そんな自分に気づいていない人が多いのではないだろうか．これに気づいたら，自分を受け入れて割り切ろう，「今日はリーダーだ」と．よく思われたいけど，そうも言ってられないし，嫌われても言うことは言わなければならない．こんな仕事を頼んだら，あの先輩はふくれるかもしれないけれど，能力バツグンなのだから頼むしかないと決断．もう後は「エイッ」と勇気を出して言う！　頼む時は，さわやかに，あっさり，単刀直入に．

　こんな時のためにも，普段からいい感じの人間関係を心がけておこう．タイミングをみて，ちょっとした声がけやねぎらいのことばをケチらないこと．たとえば，友人と旅行してツインの部屋に泊まった時のことを想像してみよう．あなたが先にバスを使ったら，バスタブを簡単に掃除するなど，友人が気持ちよく使えるよう後始末をして，「お先に」と声をかけるだろう．このレベルの常識でいい．年上の助手さんには敬語を使って当たり前．ライセンスがないからとぞんざいな口を利いていると，業務を手伝ってほしい時に頼みにくかったり，いやな感じの反応を味わうことになるかもしれない．要するに患者を受け入れるように仲間やほかの職種の人を受け入れ，大人として常識的にお付き合いすればよいのだ．

■割り切ってお願いしよう

　あの人とは人間関係がうまくいかないという時，あなた自身がその人にどんなこだわりを持っているかを振り返ってみよう．確かに，相手が高飛車に出て，あなたの指示を鼻であしらったり，捨てゼリフを言うこともあるかもしれない．それはその人の持っている対人態度のクセなのだと割り切り，むしろ，そのような反応が返ってくるかもしれないと予測しておくと，いっそ潔く向き合える．「あ，予測どおりの反応だ！」と愉快にさえなれば，しめたもの．そのうえでおびえず，もう一度お願いを繰り返そう．

　業務量が不公平にならぬようにと言う人がよくいる．しかし，業務の平等，公平ってどういうことだろう．看護業務を均等に分けることなど，そもそも

ムリな話．その日のチームメンバーの中で最も力量のある人，キャリアのある人に多めに負担してもらうことこそ公平ではないだろうか．患者にとってよいケアを提供するというこの大前提を忘れぬこと．そのためにもメンバー全員に状況を伝え，厳しい業務や患者の状況を理解し，協力しようという感情を引き出さねばならない．困難で厳しい状況がしっかり把握できると，かえってメンバーはリスクを負ってくれるものである．

■ **業務分担が上手になるコツ**

　全体を見て仕事をすること．メンバーの時に仕事の分担がうまくいっているか見るくせをつけておくと，リーダーになった時プラスになる．また，仕事が多すぎる時はリーダーに意見を言い応援が必要なことも伝えておこう．不満を持ちながら仕事のスタートを切らずに，その都度納得しておくこと．成果の上がる業務分担を目ざそう．

　リーダーになったら，メンバーの動きがよくわかるような分担をする．ナースステーション内での表示や，チームで担当する患者と業務の種類・量を把握できる業務分担表（ワークシート）を使ってチーム全体を把握する．そのうえで，病棟全体の動きを見ること．自分のチームの業務量が，ある時間にパンク状態になりそうだと予測ができる時は，他チームのリーダーに早めにSOSを出しておくなり，ルーチン業務の一部を担ってもらうことだ．業務のモレや重複を避けるための工夫を先輩たちはどのようにしているか教えてもらうとよい．予定外の業務が急に入るなど，状況は常に流動的．状況に応じて業務調整できる力をつけよう．勤務スタート時の業務調整カンファレンスの活用や師長・主任からOJTで教育してもらうと，少しずつ判断のしかたが上手になる．経験し，経験を振り返りながら1歩ずつ前進！

　なお，電子カルテの場合も全体を一覧できるものがプログラム化されていないと苦労する．

> **アドバイス** 業務分担する時のヒント

- 業務内容や業務遂行の手だてについて文章化されたものを作る．そして，期待される仕事の達成レベルがメンバーに周知されているかを確認する（たとえば朝夕のケアの基準など）．
- 行なわなければならない仕事の全体量と各業務の明細を把握しておく．
- 時間的処置や定期的，定例的な業務と追加が予測される業務（つまり何をなさねばならぬかということ）と，これらを誰にしてもらうとよいか最適の人を選ぶ．
- 業務分担計画をメンバーが共有しやすいように表示する（ワークシートの活用など）．わかりやすく，具体的で簡潔な表現で，略語を活用する．また終了時○や✓でチェックできるように．
- メンバー全員に均等に，平等に業務分担するのは無理なこと．能力のある人には経験が少なく未熟な人をカバーする気持ちで協力するよう，遠慮しないで求めていく．
- 時間がどれくらいかかりそうか，仕事の難易度も考えて，一定時間の中で終われるようにする．だからそれぞれ業務は時間の経過にそって明確にしたものがわかりやすい．終わらない時は，誰が応援するかを考慮に入れておく．そして，中間報告を求め，その時々で必要に応じてサポートする．
- リーダーは常に全体の状況が把握できるように，また必要に応じた行動ができるように，行動の自由度を高くしておく（重症患者を受け持たないなど）．

（安部陽子・平尾泰枝）

> **アドバイス** 先取り看護の勧め

先取り看護とは，予測した看護活動のこと．優秀な先輩の行動を見ていると，先取り看護とは何かがわかってきます．仕事の進め方や段取りのうまい人の行動をよく見ておきましょう．頼りになる，安心して仕事ができる人は一度の行動で2つも3つも同時遂行しているのです．私も新人時代に，定期業務の時も手ぶらで行かないでタオル4,5枚，聴診器，体温計，氷枕などワゴンにのせて，第1回目の訪室をする2年先輩の赤崎さんを見て，育っていったのです．

先取り看護ができていると，主体性が増します．先輩や患者さんから言われて，次々とそれに対応するのみでは，疲れてしまうだけ．先輩に確かめつつでもよいから，自分の目で見，自分で考え，予測して行動するとおもしろくなってきますし，これらがレベルの高い看護につながっていくのです．自信がない，私はできないと言っているより，自分のできること，自信のある技術にもっと磨きをかけていくほうがいい気分になるし，イキイキしてきます．これが毎日の仕事をやりがいのあるものにしていくのです．

　次のステップに進むために何をしないといけないか，何を学ぶか考えましょう．お勧めの手だては，学生時代の教科書を今読むこと．学生時代には苦痛を感じた教科書も，今読むとよくわかるものです．人体構造や生理機能など，実践しながらテキストを開くと本当によくわかります．特に経験が2年目，3年目のナースにお勧め．1〜2年間，夢中でやってきた看護実践は貴重なのですから，自分を信じて．

　よく「判断に困る」という声を耳にしますが，必要なデータがないから，状況が把握できないから判断できないのです．この状況判断力を高めるためには，今必要なところを教科書や文献に当たり，1つひとつナゾを解いていくことが大切で，この基礎づくりは手抜きしない方がいいでしょう．

（西元勝子）

仕事の優先順位の決め方

　今日は日勤リーダーの日だという時，あなたは出勤の途中でその日1日のことを考えることだろう．思いついたことがあればメモしてみよう．書いているうちに，視覚的刺激によっていろいろなことを思い出したり思いついたりするものだ．申し送りをメモし，師長さんやスタッフのちょっとした情報や依頼を聞いたり気づいた時にさらにメモを取る．スタッフへの業務の割り当ても，患者ケアの量をつかんだうえで決定する．力量の差も考えながら，誰に何を頼むか，ほかの職種に依頼することはないかをチェックする．そのうえで重要なものに印をつけてみよう．そして，最も重要なものから，緊急

度，拡大傾向（次々と問題を生みそうなこと）についてもチェックし順位を決定する．午後でも明日でもよいことは何かなどを考え，最もさし迫っている仕事，第一にやるべき仕事を決める．

　私も，仕事がいっぱいで「どこから手をつけたらいいだろう．どれもこれも急ぐし，大事だ」と焦った経験はある．その結果ゆとりを失って物事を決定しにくくなることもある．そんな時，唱える呪文は「1つひとつ，一度に1つ」である．いくつか大切なことがあっても，一度に1つずつ．そして第一の事柄に集中するのだ．

■ 優先順位をつけてムダ，ムラをなくす

　毎日のリーダー業務を，時間内にムダやムラを避けながら，ムリなく手際よく進めていける先輩に出合ったことがあるだろう．定期業務の遂行だけでなく，看護現場は急変や指示変更，急な入退院などといった，緊急の仕事も入ってくる．仕事が流れるように片づいていくかどうかは，優先順位の決め方の上手下手にかかっている．また他人への仕事の依頼が相手を尊重しつつもきちんとできる人は，優先順位をつけるのも上手なことに気づくことだろう．このような人をお手本にしたり，順位づけのコツを教えてもらうとよい．

> **アドバイス** 業務の進め方のヒント
>
> ・気になる安全チェックを最優先に（重症患者を訪室し，自分の目で確かめる）．
> ・簡単にできるものから（業務量を減らして，余裕を持つため）．
> ・自分の得意なものから（成功感をエネルギーにして明るく行動するために）．
> ・時間指定のあるものから，余裕を持って早めに．
> ・自分の不得意なものに気づいておく（さらに，無意識に苦手なことは避けている自分に気づいておく）．
> ・そのうえで，SOSを上手に出そう．手伝ってもらいたい範囲を決めておき，「あとは1人でやれます．ありがとう」とすべてを依存せず，同時に1人ですべてを抱えこまずに．

日々の業務遂行上，優先順位を上手につける訓練をしておきましょう．患者さんの看護上の問題をアセスメントする能力と基本は同じ．全体を見る訓練をすることです．つまり状況を把握できる情報を持っていると意思決定しやすいということ．その日の受け持ち患者のケアを進めるうえで必要な情報は何かというのと同じで，その日リーダーの仕事をするうえでどんな情報が必要か，それを手に入れるためにどう行動すればよいか考えておきましょう（報告や記録物の活用，自分でクイック・ラウンドするなど）．

アドバイス　チームリーダーに必要な情報収集

　情報がなければ1日の行動計画が立ちません．効果的に業務を遂行していくために，必要な情報は何か，どこからどんな方法で得るか，考えておきましょう．そのためにワークシートや業務一覧表をメンバー全員が共有しているのも大事です．

　情報の多くは，患者さんのベッドサイドにあります．患者さんの状態が一覧できるチャートを見て必要な情報を頭に入れ，それから訪室する，ということを普通しますが，新卒ナースは必要な情報が何なのかわからないことが多いので，チャートを見ても，ベッドサイドに行っても，情報が得られないこともあります．このようなメンバーがいる時には，患者さんの処置や看護など，業務の中で伝えてほしいポイントを，その人に伝えておくことです．そんなことくらいわかっているだろうと手抜きせず，具体的な報告内容をいつまでにほしいか，などを伝えておくとよいのです．大切なことはメモにして，確実に報告してもらわないと，リーダーとして判断できなかったり，間違えたりすることだって起こります．

（西元勝子）

緊急事態に備えよう

　あなたは今までに緊急事態に出あったことはあるだろうか．急変，緊急入院，火災や天災，ME機器の突然の故障……．いつ起こるかわからない事態に，リーダーとしてはどう備えればいいだろうか．

　緊急時に頼りになるのは指示的リーダーであり，「リーダー中心リーダーシップ」が最適である．意思決定を早くする．そのために，まずは状況把握（その時可能な限り）．

　イメージトレーニングを日頃からしておく．ある師長さんが，比較的緩やかに経過する患者を対象とした療養所から，急性期，それも高度医療の先頭に立つ病院に異動した．自分が任された病棟はなんとかやれても，困るのが月何回かの管理当直だ．いつ救急車で重症者が運ばれてくるかもしれず，その時は救急外来に応援にいかなければならない．そこで当直師長として各病棟をラウンドするとき，病棟から病棟へ移動中の廊下やエレベーターの中でひとりイメージトレーニング（救急車到着から始めて，どこに何があるか，まず患者には何をするか何を言うか，などをシミュレーション）をするという．

　いざというとき状況判断ができ，率先して（せめて自律して）動けるようにすること．日ごろ人間関係がうまくいかない人でも，いざとなれば協働できるのがナースの特性だ．患者の利益になることを考えることができたうえ，知識や判断能力があれば言うことなしだ．緊急事態に遭遇して，なんとか切り抜けたら，うまくいってもいかなくてもその日のうちに師長や先輩ナースと振り返りをすること．力量のある人にフィードバックしてもらうと，経験が知恵や力になって蓄積される．経験を振り返る力をつけよう．

　また，能力の高い人が1人いたら，その人の指示どおり動けることが大切．しかも動くための能力がやはり必要だ．

　ベッドから転落した（骨折しているかもしれない）患者を発見したとしたら，その場を離れないで助けを呼び，状態を観察して，自分のできることを

やる．1人でできない時は大声を出して助けを呼ぶ．また若いナースがそのような場に居合わせてパニック状態になっていたら「大丈夫？」「落ちついて」などの声かけや支えがいる．適切な行動がとれる状況にもっていくのもリーダーの仕事だ．慌てたり，おびえて手が震えたりすると，普段ならやれるちょっとしたことまでできなくなる．パニックになっているメンバーに平常心を取り戻すよう働きかけないと，二次的アクシデント（針刺し事故や，うっかりドレーンを抜いてしまったりなど）が起きる危険もあると聞いた．

■訓練し，マニュアルを作ろう

飛行機の客室乗務員や消防士の訓練の模様をテレビで見たことがあるだろうか．物品が定数，定位置に準備されていること，命令系統が明確であり，動作にムダがないよう繰り返し体で覚える，といったことが特徴だ．

予測できることには手だてを持つことができる．物品をそろえ，マニュアルを作っておくことと訓練しておくことである．火災発生時の訓練はどの病院でも行なわれているはずだ．いやいや訓練に参加するより，前向きで創造的な訓練プログラムにしよう．

鹿児島県立大島病院の脳外科病棟でウォーキングカンファレンスを見学中に突然停電した．3人いたナースのうちの2人はさっと走ってどこかに行き，残った1人は重症の患者さんに「大丈夫ですよ．すぐ（電気が）つきますからね」と声かけしていた．2人が「どこかに行った」というのは，呼吸器や胸腔ドレナージをしている患者のところに走ったのだ．すぐに自家発電に切り替わるとはいえ，きちんと機器が作動しているか確認をしていた．この病院は奄美大島にあるので，台風も多く，よく停電するため，停電時すぐに何をするか，新人には繰り返し指導してあるという．また病院の停電時のきまりは病棟に書類で通達，周知されており，夜勤時にスタッフはポケットにペンライトを常に持っていて，いざというとき活用する，とのことだった．

あなたのところではどのような「きまり」があり，全員がそれを遵守しているだろうか．

マニュアルや「きまり」のように明文化されたものはきちんと読もう（読ま

ない人への注意です！）．

　さて，ヒヤリハットが起きたら，記憶のナマナマしい間にカンファレンスをするだろう．ロールプレイングも有効だ．事実確認をしっかりする．原因を話し合い，具体策を決める．必要なら，すぐに業務手順の見直しや物品のセット化，新しいマニュアルづくりにとりかかる．

　マニュアルを整備しても，いざというときにマニュアルを見ている余裕などない．しかしマニュアルを作るプロセスでお互いの意見が十分に述べられ，合意されていれば，緊急時にもそれらのうちのいくつかは思い出すことができるだろう．マニュアルは，作ったら安心とかそれでよし，ではなく，年1回は見直すこと．また，どういうプロセスを経て作られたかを知らない人にとってはリアリティがないから，「自分のもの」にならないものだ．卒後1～3年未満のナースは自分で納得できるようマニュアルをよく読み，そのよに行動できるか，できているか，先輩にみてもらうことを勧めたい．

　佐世保市立総合病院(長崎県) 未熟児室のナースたちは，夜間人手の少ない時に超未熟児の緊急入院があると，そのたびに慌てていた．何とかしなくてはと思い，ロールプレイングを使った訓練をして，緊急入院時の手順を作った．その結果，緊急の電話を受けた時に，何をどれだけ，どのように情報収集するのかがはっきりしたので，もう慌てることはない．手順シートをビニールケースに入れてすぐ取り出せるようにしたので，安心して対応できるようになった．

　たとえば，2人夜勤の時，その2人はそれぞれ独立した動きをしながら連携していく．これはロールプレイングの後よく話し合って，Aさんはどう行動しBさんはどう行動するかを決めたので，全員が緊急時に予測し得る全体像を共通して理解し，その中で自分がどう動くかのイメージがつかめているからできることだ．このような話し合いや手順検討に全員が参加して納得していることがマニュアル作り成功のポイントとなる．

　このような結果を得るには，たたき台になる原案は誰かが作ってきても，全員が参加し，合意することだ．そうすれば，決定した解決方法がメンバー全員に徹底できる．それに，自分が検討に参加していれば，その決定に関与

したという感覚(参加感)が得られ,その方法を実行する際の動機づけになる.
　緊急入院を予測して勤務についていれば,万一それが起こっても,落ち着いた電話対応と情報収集,必要な職員への連絡,必要物品の確保,動きやすい環境づくりなどサッとやってのけられる.そして,どんな順序で行動するか,患者が到着するまでのことが検討され,手順化されて,体が覚えていると最も効率よく業務が遂行できる.結局マニュアルは使いこなしておかないと,いざという時には使えないということだ.

　毎年,メンバーも入れ替わり,新人も入職してくる.このマニュアルが作られて十数年を経た,佐世保市立総合病院未熟児室の動きはどうなっているか,未熟児室病棟の山崎ひとみ師長に聞くと,以下のようにさらに進化したトレーニングを続けていた.

　2007年から未熟児室の看護体制は3人夜勤体制となった.ナースの業務内容も変わり夜勤リーダーを中心に業務を行なうようになった.しかし,未熟児室では24時間体制で緊急入院を受け入れている.常に緊急入院を想定したトレーニングが必要なので,現在も毎週水曜日の申し送り後に約20分程度行なっている.
　トレーニングは,新人,新任者を中心に行なっている.マニュアルを元に学習を行ない,入院の準備や人工呼吸器の立ち上げを時間設定して,1人がタイムを計りながら新任者が実施するという形をとる.1年に数回しかない事例もあるため,すぐに対応できるようにマニュアルは毎年見直しを行ない,修正している.
　トレーニングの毎月の計画は,エルダーやローテーションメンバーの指導係,学習係が中心となって新人や新任者の学習の進度に沿って計画している.

とのことだった.

■ マニュアルを作っても頼りきりにしない
　都志見病院(山口県)人工透析室のナース金子知都世さんに教えてもらったのは,緊急時には患者にも協力してもらうことが必要だということ,また協

力してもらえるよう日頃から患者教育をしておくこと，そして応援体制づくりだ．

透析中に緊急事態が発生した時を想定し，次のようなことをチームで行なった．

 ①患者自身の対応能力や知識レベルを把握するため，アンケート調査（自己記入できない人には聞きとり調査）の実施．
 ②スタッフ間で緊急時の離脱シミュレーション実施．
 ③パンフレット「緊急時の離脱方法」の作成．
 ④患者にパンフレットを使用した緊急時の離脱シミュレーション実施と聞きとり調査．

アンケート調査は，患者にとっては答えながら緊急時の状況を考える機会になったことだろう．自分は何ができ，何ができないのかを意識しておくのはとても大切なことだと思う（アンケート項目は，①透析室の非常口を知っていますか．②災害に備えて薬をいつも用意していますか．③病院の電話番号を知っていますか，など文献を参考にチームで話し合って作成した11項目）．

患者に離脱シミュレーションを実施し聞きとり調査をした結果，わかったのは，対象患者81名のうち，自分で「チューブ切断」まで行動できるのはわずか10名という事実だった（→現状の把握）．介護の手が大幅に必要だから院内の応援体制づくりが急がれるということだ（→対策の検討）．

対策を考えるときは，論理的に考えよう．現状把握により，81名の対象患者のうち71名には何らかの援助がいるのだ．そこでさらに71名の1人ひとりがどのような状況なのか，どういう応援が必要かを現状分析していく．この患者ならいざという時は免許のない人にでもこんな応援をしてもらえる，この患者にはどんな人に応援者になってもらえばよいなど，いわば1人ひとりの患者の緊急時対応カードを作成できるかもしれない．

いざという時の患者の協力，院内の応援体制，さらに院外の支援システムまで視野に入れて，「備えよ，常に」ということだが，思いつきの対策づくりではなく，問題解決技法を使って，患者個々をみていくことを金子さんたち

のチームに期待した次第である．

　阪神・淡路大震災ではマニュアルがまったく役に立たない状況が起こった．ある程度を過ぎると，どんなにできのいいマニュアルでも役に立たなくなるという心づもりも必要だ．そういう時には，そこにいる人たちの1人ひとりが基本をきちんとやっていくしかない．

　岩手・宮城内陸地震（2008.6）の翌日，福島赤十字病院の研修を手伝っていた時のこと．研修会場に1本の電話が入り，部長が動かれ，会場が少しザワついたが「災害救護班の出動要請がありました」という説明ですぐに治まった．

　研修後，救護班の出発式があり，私も参加させてもらった．式の始まるまでに部長・副部長さんからいろいろ教えていただいたが，緊急事態への備えは準備と訓練に尽きるという感想をもった．全体の装備は地震当日すでに準備されており，病院全体がスタンバイ状態にあった．いつでもどこへでも行って活動できるよう，志願した人は訓練を積み，物品もチームも準備されている．救護班として初めて行く，という若いナースはキャリア5年目とか．目立つユニフォームと背中の「看護師」と書かれたゼッケン，厳重な足ごしらえに，きゃしゃな体型の彼女がとても頼もしく見えた．困っている人を助けに行くのだという使命感にみなぎり，輝いてみえた．

　先輩からの宿題にチャレンジしてみよう．

> **宿題 ☞ 緊急場面の事例（あなたならどうする？）**
> ・外来診療中の医師より，心不全が悪化した58歳の患者を入院させたいとの連絡があった．しかし，朝の時点で病室は満室だ．
> ・夜間訪室したら，患者がベッドより転落しており，IVHルートが抜けていた．
> ・胃切除術後2日目の患者が，自分で腹腔内のドレーンを抜去していた．
> ・15時の訪室時，胃ガン末期の40歳の患者が無断離院していることがわかった．
> ・新人ナースが受け持ち患者に誤薬投与をした，との連絡を受けた．
> ・ある患者が，同室患者のイビキがうるさいと夜間不眠を訴え，すぐに転室したいと再度強硬に申し出てきた．
> ・脳内出血で右半身麻痺のある患者が，昼食介助している時に咳込んで，呼吸停止をした．

- 準夜勤の最中，先日退院した白血病の12歳の患者が転倒して鼻血が止まらないのでどうしたらいいかという電話が家族から入った．
- 準夜勤の就眠援助で駆け回っている時，当日入院したばかりの分離不安の学童が，母親との面会後に病棟を飛び出した．
- 持続点滴で抗ガン剤を投与中の患者の刺入部から液漏れが発見された．

あなたの病院で起こった事例も，以下に書いてみよう

■ 判断し，決定しよう

「判断に困る」といっても，リーダーとしては何らかの意思決定を迫られるもの．そのような時の状況は，以下のうち，どれだろうか．
- リーダーとして自分が決定するしかない状況．
- ほかの人の助言があれば自分で決められる状況．
- メンバーと情報や課題を共有し，カンファレンスを活用して決めること（集団決定）が可能な状況．

まず状況把握だ．

次に，決定するに際して留意することは，
- 慎重に熟慮して決めないと後で困ること，とりあえず決定しておけばよいこと，のように，決定の質を問われているか．
- 決定するための判断材料（情報）は必要かつ十分に持っているか．
- 判断や決定を迫られている課題について，基準や手順があるかどうか（文章化されているものがあれば活用する）．
- 決定したことはメンバーに受け入れられるか，反発されるか，その理由は予測できるか．
- 判断や決定を迫られている課題を，メンバー全員が理解しているか，寝耳に水という受け止め方をされないか（状況や課題解決への道筋などがわかっていると，メンバーもリスクを負ってくれる）．
- 時間はあるか．

以上述べた中で最も大切なのは，必要かつ十分な情報を持っているか，ということである．報告や記録物，基準手順を参考にする，自分で直接確認するほかに，数分の短いカンファレンス（ちょっときてカンファレンス）を活用するのがよい．
　「ほとんどの行動は学習されたもの」という．ならば周りを見回して，あなたがすぐれたリーダーと認める先輩から学ぼう．判断するためにその先輩はどんな行動をしているだろうか．よく観察し，気づいたことを相手にフィードバックしたり，確認してみること．師長・主任には折に触れて相談したり助言をもらうのも大切．このような少しずつの積み重ねがあなたの視野を広げ，判断能力を開発していく．
　それから，こうして得たものを実践すること．実際にやってみて，うまくいったりいかなかったりしつつ学習していくのである．経験したことを振り返り，周りのフィードバックを得て，さらに高みを目ざそう．緊急事態を前にアワを喰ってパニック状態になることは誰しも何度も経験する．パニックになった自分を受け入れよう．自責の念だけでは得るものはない．

■災害医療への備え

　阪神・淡路大震災を機に，災害医療や災害看護の考え方が一気に前進した．6,434名の犠牲を心にとめ，本格的な防災や災害時の行動訓練が始まったことを聞き，忙しい日々の看護活動の中で本当に尊くありがたいことと患者や地域の一員として，私は感謝している．
　あなたの部署で今火災が起こったらどう動く？　最重症患者は誰？　点滴は？　消火器はいくつ，どこにある？　などの現状把握をし，自分の行動を選択していく，そんなトレーニングはしているだろうか．患者を日々データで見ていくことや，点滴，ドレーン，酸素使用の患者にいざというときどう行動するか，繰り返しカンファレンスする．暗黙知・経験知の少ない人にはなかなかイメージしにくいだろう．徳田千恵子さんの「看護は知恵，そしてぬくもり―震災下に実践した看護―」〔看護学雑誌，59(10)，946-952，1995〕を読めば若いナースもきっとイメージできると思う．

また，東京大学生産技術研究所の目黒公郎先生が「地震後，何をするか」という行動を家族それぞれが時系列で書いていく「目黒巻」というものを紹介しておられるのをテレビで見た．これも緊急時に備える事前シミュレーションやイメージトレーニングの素材になる，と直感した．

　筆者自身はグループ活動で「何が起こるか予測できない，ということを予測しておく」というカール・ロジャースのことばを使っているが，目黒先生のように震災時の状況を想像して具体的に何をするか自分の行動をタイムテーブルにするのはナースには有効だと思う．地震に限らず緊急時，あなたはどこにいるか，まず何をするか，1分後，3分後，5分後，10分後，と具体的に記入していく．これをチームの皆さんとそれぞれに書き出したものを見せ合いながら話し合うと，きっと「備え」の視野が広がると思う．

NOTE

■記録集を読んでおこう

　1995年1月17日午前5時46分．思いもかけぬ直下型地震が，神戸を中心に大きな被害をもたらした．予想もしなかったことが突然起こった時，ナースはどのような行動をとったのか．記録集も多く出版されているので，ぜひ読んでいただきたい．この災害を機に災害看護学の領域が確立したのだ．

　また，あなたも何か日常的ではない特殊な経験をしたなら，その時は記録を取っておくことをお勧めする．それは後にほかの人に役立つからだ．たとえば，**県立島原病院(長崎県)**の人たちは『平成3年島原大変』という記録集を編んだ．普賢岳の火砕流で43名の死者が出た1991年6月3日を中心にした記録である．

　私たちは，同じ体験はできなくてもほかの人の体験を分かち合えば，そこから何かを自分なりに学んでいける．書くこと，読むことをお勧めする．

■大震災のような危機にみまわれたら

・まず状態把握に努める．自分の目で確かめながら，各部署よりの報告を聞き，短時間で状況・情報共有のミーティングを開く．できれば，写真にとって記録する．
・すべてをできるだけシンプルにしていく．
・対策本部(窓口)の決定．
・気心の知れた者で小グループを作り，担当を決める．
・対策本部の設置を全員に周知徹底する．

- 各自のできることをはっきりと対策本部に伝えてもらう．
- 伝達は，口頭でも殴り書きのメモでも何でもよいとする．
- 自分の知りたい情報を，各部署ごとに一覧にする．そして，それに沿って報告をもらい，短時間に情報収集する．
- 水や食事の配給などは，いつどこでどのようにされるか，命や生活にかかわる情報は特に早く正確につかむ．
- 連続してずっと働くのは無理．必要な人には，極限状態になる前に帰宅や休憩を勧める．また，スタッフの確保や休憩，仮眠の対応について早めに予測，準備しておくこと．
- エキスパートナースがカギを握る．混乱状態の時ほど先輩の援助をもらう．
- 緊急事態になった時は，最小のエネルギーで最大の効果を上げることに知恵を絞る．情報をどこに伝えればいいのかなどのルールがあると便利（マニュアル作り）．ただ，非常時の組織は平常時よりも柔軟なものとして考えておく．

物品がなくなった，ライフラインがとぎれた，という非常時にこそ看護の工夫が必要．身ひとつの看護，恐怖の中で手を当てるだけでも看護．そうあるためには，普段から主体的に行動できるナースになっておくこと．

（西元勝子）

事故は起こるもの，でも防ぐもの

　トラブルや事故が起こった時，どのような対応をするか，あなたの部署では日頃から話し合われているだろうか．たとえば，マニュアルがあるか．定期的な訓練のチャンスはあるか．その訓練にメンバーは真剣に取り組んでいるか．新人オリエンテーション・プログラムに必ず計画されているか，などなど．いざとなると，キャリアのある人でもなかなかクールに対処しにくいもの．

　基本になるのは組織全体の医療の質である．あなたが看護する対象について必要な知識，技術をもっているか，これが患者を守るのだ．リスクマネジメント委員会からの情報に関心を寄せているだろうか．事故を起こしにくくするためのシステムが作られても共有していなくては意味がない．ヒヤリとしたことがあればすぐにそこにいる人と「何が事故の原因か」という視点でカ

ンファレンスをしよう．

　イヤなことほど早く報告することが患者を守るのだ．報告すべき事故は決められているだろうか．どのようなポイントで報告するか決めてあるだろうか．1人ひとりの主観で報告したりしなかったりするようでは困る．

■ 起こる前にやらなくてはならないこと

　まずは，いつも問題意識を持って働こう．また，多くの人たちと話し合うと，いろいろな感じ方や考え方，価値観が聞ける．価値観は議論し合うよりは，聞き合うこと．そんな考え方もあるのか，と関心を持って聞くことだ．そして，あなたの心の中にあるモヤモヤがはっきりしないけど何か気になる，ほうっておけない小さなこだわりなどを，自分のことばで話していくと，整理され明確になっていく．そうすれば，外部からの情報とあなたが何となく意識している内部情報が，ピッタリつながってくることがある．自己開示の効果の1つである．

　五感のほかに第六感も働かせよう．たとえば，思いがけぬ時間や場所で見知らぬ人を見かけて「ピン」ときた時には，盗難に備えて「何かご用ですか？」と一声かけて確認してみるとよいだろう．このような，「あれ，変だぞ」という勘は豊富な経験から生まれることが多いが，前向きで意欲的な人ほどさえてくる．つまり，周りの状況をよく見ているので，状況把握力も強くなるからだ．それに加えて，今までの経験から学んだものや集めた情報が，バラバラに入っている頭の中の引き出しからさっと情報が取り出せれば，うまく組み合わせて「あ，あれだ！」というひらめきになるのだ．

　たとえば，同姓患者が何人かいる時，誰かが「気をつけようね．姓名をしっかり確かめようね」と声をかけるのも予防的行動だ．そういうことをあなたがするか，しないか，それがよきリーダーになるかどうかの分かれ道となる．

　また，手順，基準どおりに仕事を進めることも事故防止につながる．ベッド柵が上がっているか，レバーが外に出たままでひっかかりやすい状態ではないかチェックするなどのように，基準を決めて書いてあれば，それを守って行動することが大切だ．手順，基準はあなたを助ける．

標準化の大切さについても学ぼう．今あるマニュアルや手順書・基準書のことだ．なぜそうするのか，根拠は示されているだろうか．明示されていてもいなくても，年1回は見直しをしよう．その時に根拠をおさらいしておくとよい．

NOTE

■標準化

ちょっと気をつけて周りを見てみると，誰にでも理解できるマークがたくさんあり，それらによって守られていることに気づく．たとえば「非常口」を示すマーク，ここからは入らないで，という「禁止」マーク，車いすマークのある駐車スペースの表示などは誰にでもわかる．わたしたちが共通理解できる情報を端的に提供してくれるこれらのマークは標準化の例である．

中途で視覚障害者になった友人が教えてくれた話．炊飯器や洗濯機，IH調理器などには各メーカー共通して「ONは●　OFFは●●●」と点字で表示されていて，とても便利だという．もしこれがメーカーによってバラバラだと混乱が生じる．また，点字ブロックでは，プチプチの多いのは，「ここから何かが変わる（階段が始まるとか曲り角とか）ので気をつけて」，の警告と標準化されている．信号では「とおりゃんせ」と「ピヨピヨ（あるいはピーポピーポ）」の音が流れるが，あのピポピポは国際的でもあるとか．

これらのような標準化されているものを正しく理解し，活用していきたい．

病棟のマニュアルは標準化の代表だ．勝原裕美子氏は，①「決めなければならない標準」と②「決めておいたほうがよい標準」があるという．①は，「統一による混乱の回避」を目的とし，②は「そう決めるとうまくいくから決めておくという標準化」で，「すでに経験してよいということがわかっているモノや方法」のことという．その目的は「経験の活用，計画の簡略化」である〔勝原裕美子：コラム標準化．看護60(2)，48，2008〕．②はベテランナースが自分の経験から学んだことを言語化し形式知にするとマニュアルになる場合である．

■起こってからやらなくてはならないこと

　それでも，現実にトラブルが起こったら，すぐに報告，連絡，相談．そして早い機会に徹底した原因追求の話し合い，具体策の検討と決定と手順化のプロセスを踏む．その際は，隠さないでオープンにすること，具体策は確実に行動レベルになるように文章表現すること，他部門への情報伝達（フィードバック）などが大切である．

　事故報告を書くことは，2度とミスを起こさない自覚を促すが，書いてピリオドではなく，将来に備えての教材として活用したいもの．1年分の事故報告書を読むと，その年の振り返りや新人教育の材料にもなるはずだ．また，あなた自身の直接のミスではなく，たまたま発見者になって事故報告書を書くこともあるだろう．よく当たる，よく書かされる，といった気持ちを持つよりも，気になって頻回に見に行く，様子をよく観察している，気づきが早い，だから第一発見者になる，といった自分の長所なのだと肯定的に考えよう．カンファレンスで事柄の振り返り，事実をさかのぼってどこに原因があったか，明らかにしておくことが事故防止の有効な手だてである．後輩が初めて経験する仕事には先輩が責任を持つ心がまえでいることも事故防止策の1つだ．

　事故には必ず原因がある．原因を厳密に振り返り解決策を考えよう．その際には問題解決技法を使うこと．原因はシンプルな時もあるが，いくつかが絡み合っていることが多いもの．川島みどり先輩（日本赤十字看護大学）は，「単に事故がないといった意味での安全ではなく，人間の生きる権利を保障する幅広い概念として安全性という用語を用いるべきである」（看護の時代2-看護技術の現在，59-60，勁草書房，1994）と概念設定をしたうえで，「安全性を阻む要因」を，次のように5つあげている．

①小さなミスを見逃し，なれ合う．
②踏むべき手順を軽視・省略する．
③「注意深く」とか「細心の注意」を過信する．
④質の背景には量がある，ということを信じない（そこに誰かがいることの重要性を忘れる）．

⑤医師の指示は絶対正しいという先入観を持つ．

　安全性や事故防止，感染防止などに関しての文献は多い．いくつかに目を通しておくことをぜひお勧めしたい．川島みどり先輩監修の『学生のためのヒヤリ・ハットに学ぶ看護技術』(医学書院, 2007)は，学生だけでなく経験の少ないナースを導くときのテキストであり，かつあなた自身の技術の振り返りやスキル向上に役立つと思う．

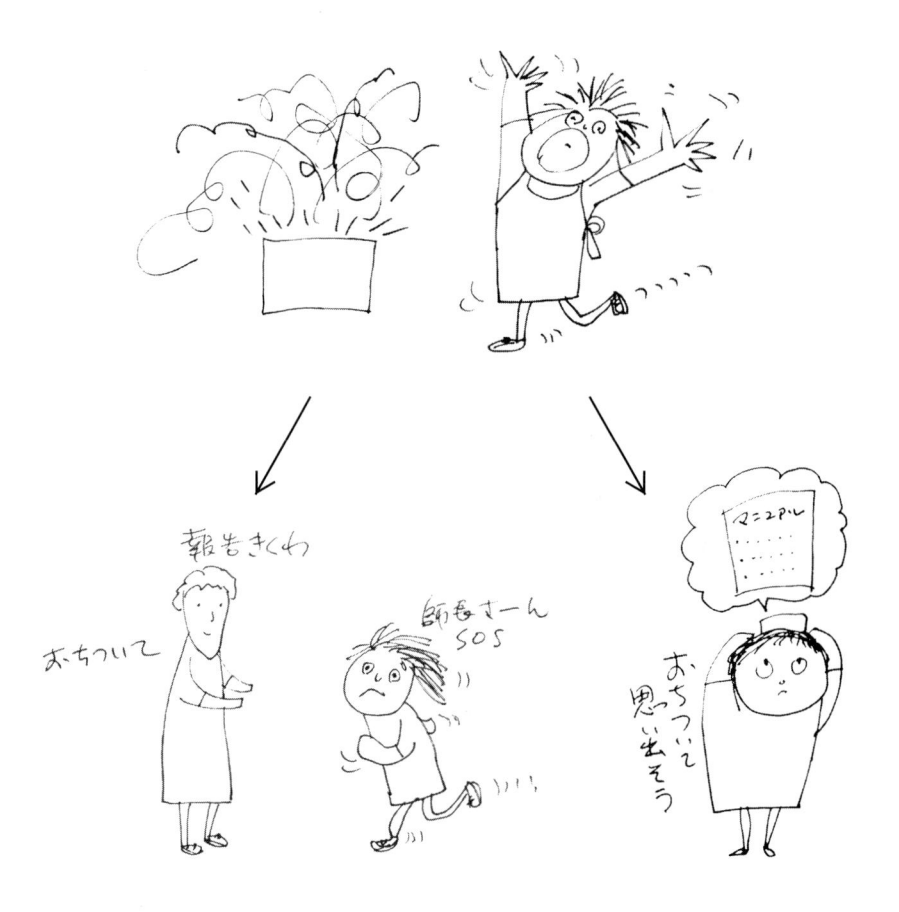

報告をしよう，生かそう，求めよう

しよう報告

報告をする時は，4W1H（11頁参照）を押さえつつ，急ぐ時は結論から．報告する相手は誰？　医師への報告なら，①報告者，②患者名（必要なら年齢，性別，病名），③状態（症状，徴候），④要件のポイント（処方，処置，夜間緊急時の対応策など），などが考えられる．

師長への報告がないと，情報不足から判断ミスが起こったり，適切な意思決定ができない．安部陽子先輩は，師長として卒後2年目ナースにリーダー訓練をする際，報告のしかたや報告してほしい項目を以下のように教えている．あなたは自分の師長さんからリーダー・トレーニング（できるだけ計画的なものが望ましい）を受けているだろうか，報告について教えてもらっているだろうか．

〈師長への（その日の）報告事項〉
・医療・看護事故
・医療器具の破損・故障
・営繕に関すること
・手術開始・終了時間
・手術中の患者の急変
・スタッフ間のトラブル
・業務終了の報告
・医療機器，器具の不足・紛失
・物品の貸借
・院内感染の危険性
・薬品の紛失・破損
・患者・家族からの要望，ニーズ
・患者間のトラブル（病室や室内での場所，移動の希望）

・他チームの応援を必要としたい点
・重症患者，急変患者の状態

> **アドバイス　キャリア別報告のポイント**
>
> 　新卒ナースは，患者中心に漏れなく報告ができるようになってください．見落とし，見逃しのないように．2年目以上にキャリアが増すにつれ，患者に関する事柄に加えて，後輩の看護や行動で気づいたことの報告も，教育・指導面からの見方も忘れずに．
> 　5年目以上になれば，病棟運営にかかわる役割も期待されるので，病棟全体を見た報告をしてください．師長に自分のことばで提言したり，意見を述べたりすることが期待されます．つまり，新しい情報を創造して報告することです．ただし，「推測や意見」と「事実やデータ」をはっきり区別しておくこと．
>
> （安部陽子）

■求めよう報告

　医師や師長，先輩に報告するばかりでなく，リーダーとして報告を求めることも大事な仕事．メンバーには，ほしい情報（たとえば「検査が済んだら報告してね」など）をあらかじめ伝えておかないと報告をもらえない．あなたが当然わかっているものと判断して，（悪気なく）報告してくれない人もいる．報告の必要性を相手が感じていないこともあるからご用心！

　キャリアのある先輩には，つい気後れして報告を求めなかったり，必要なことが聞けなかったりするものだ．そこで，次のように準備しておこう．

・報告してもらいたいことをメモしておく．
・相手の行動をよく見ておいて，「その仕事が終わったら，報告お願いします」と，さわやかに一声かけておく．
・相手が報告しない時には，怒ったりすねたりせずに，「あれ，どうなりましたか．終わりました？」などと，あっさりとした声がけをしてみる．
・あなたの苦手な相手には勇気がいるもの．でも，自分を励まして声がけするしかない．相手の報告に耳を傾け，わかりにくい時には遠慮なく問い直

そう.「具体的に言うと,どういうことですか」
- 苦手な相手には,ためておかずにできるだけ回数多く,報告を求めよう.1回に1つでもいい.
- 後輩,特に新卒ナースは,リーダーがどんな報告をしてもらいたいかがわからないこともある,と予測しておこう.「○○さん,○時までにこれこれについて報告お願いね」と,あらかじめ頼んでおくのもいい.相手が忘れていたら「どうなりました?」と聞いてあげよう.
- 医師には特にタイミングよく,さわやかに.「先生,先ほど家族の方にお話しになっていたこと,教えてください」というようにお願いしよう.あなたを飛び越して,ほかのナースや師長に報告していたら,「私にも教えてください」と入っていくか,後でその人たちに「ドクターのおっしゃっていたこと何でしょう.私も聞いておかなくていいですか」と,こだわらずに聞いてみよう.間違っても「私を差し置いて!」などと怒りをため込んだりしない.
- 報告してもらったら,ねぎらいや感謝のことばを忘れないで.
- その時々の状況にふさわしい方法で人に接していくことが,どんな時にも必要だが,報告は業務遂行上,特に欠かせない行動.報告を求めないままにしていると,いつのまにか今何が起こっているかわからなくなる.状況に振り回されるというのは,こういうことだ.
- 他部門との関係はチームメンバーの成熟度によって役割が大きく変化するので,報告内容も変わるだろう.経験を積みながら,学んでいこう.

報告を受けたら,どう活用するかも大切.かなりよくないニュースを聞くこともある.すぐ判断して,誰に報告するか,どんな手を打つか考え,行動しよう.

やらなきゃ損するカンファレンス

　カンファレンスと聞くと「いやだ！」と反射的に気持ちが固くなり，口を閉じてしまう人がいるのは残念なことだ．カンファレンスは，2人以上の参加者が話し，聞き，考えるコミュニケーションの場だ．質の高い情報や多様なものの見方から，多数の意見が生まれて飛び交うカンファレンスの場は，お互いが関心を持ち合い，反応し合う支援的な雰囲気によって支えられる．
　看護カンファレンスのポイントは，以下の3点である．
①看護計画の査定を行なう．
②第3者の目で看護計画を評価修正し，患者にとって利益になる計画か検討する．
③具体的で行動できるかなどの視点で意見交換する．
　あなたは，カンファレンスについてどのようにとらえているか，どのように参加しているかが，はっきりしているだろうか．なんのためにカンファレンスを開くのか，目的によって参加メンバーも準備も変わってくる．

■カンファレンスのテーマ例

　病棟でのカンファレンスについて，卒後5年目以上の人たち（ラダーでいうと中堅ナース）に話し合ってもらった．カンファレンスは基本的に日曜日以外の毎日行ない，内容は，患者の看護計画の見直し，再検討，再立案．今後の看護ケアの方針を決定などであるとのこと．議題として取り上げたいこととして，次のような具体的な意見が出た．参考になると思う．
・ペインコントロールについて：薬使用以外で疼痛コントロールを図るにはどうしたらよいか．
・清潔面で，清拭（保清）を拒否する患者に対して：どのように対応していくか．
・内服管理について：ナース管理→1日配薬→自己管理を目ざしての話し合い．どのようにしたら退院後，内服管理を行なっていけるのか．

- 寝たきり患者の保清について：洗髪時，清拭時の工夫はないか（疼痛があるため，いかに安楽な状態で保清が行えるか）．
- 処置方法について：創部に使用する薬品の検討．医師に確認，または師長にコンタクト，相談．
- 重症者を病棟ナース全員が把握できるよう状態報告し，現在のケア方針を伝える．
- インシデントで起きた内容について話し合い，チーム全体が問題を共有できるようにする．

■カンファレンスのチェックポイント
よいカンファレンスの実現のために，次の点をチェックしよう．

1. **必要なカンファレンスを現実的なやり方で．**
    1) いつ：時間の確保，勤務スタート時，何人か集まっている時，定例化して時間厳守．
    2) どこで：ナースステーションをはじめ患者のプライバシーが守れるところならベッドサイドや処置室などどこでもOK．
    3) 誰と：目的によって必要な人を集める．師長と2人でカンファレンスをしてもよい．
    4) どのようなやり方で：資料や電子カルテを活用しながら，ケアをしながら患者と話し合い．
    5) 申し送りもカンファレンスの一種：情報の収集・伝達に焦点が当たっている．

2. **カンファレンスの内容をよくするために．**
    1) 目的を明確に．
    2) 参加者に共通な関心のある議題の選択．何について討議するのかわかる表現をしよう．
    3) 話し合うための情報の準備（知識，データ）．
    4) ベテランの暗黙知（臨床知，経験知）を引き出す発問をしよう．意見の多様性を大切に．

5）時間切れの時は次はいつするか決めておく．
3. カンファレンスの雰囲気をよくする努力をしているか．
1）お互いが反応を返す（うなずく，相づちを打つ，肯定することば）．
2）気になる行動（例：私語など）は注意する．参加者の足をひっぱる人対策も考えておこう．
3）沈黙は恐れず，原因を考える．
4）意見が対立した時は，ポイントを明確にして師長・主任に助言を求める．
5）内気な人や新人ナースが発言した時は肯定的に反応すること（「あっそうですね」「気がつかなかったわ，ありがとう」など）．質問する時は具体的に．

　ある外科病棟は20分のモーニングカンファレンスで，看護過程の各パートに焦点を当てて，以下のことをチェックしている．
①初期計画の見直し（データベース，問題点の明確化，看護目標と計画）
②術後看護計画（術前アセスメントの応用）
③転出サマリー，外来への継続サマリー
④中間評価
　これらをふまえて以下のようなポイントを頭に入れておくとよい．
・先輩と2人で，あるいは夜勤の時，後輩と形式ばらずに患者のこと，看護のことをどんどん話し合っておこう．カンファレンスの基本はまず1対1の話し合いから．
・話し合ったことのポイント，決定したこと，対立意見などを記録しておく．どこに記録するかも決めておく．
・受け持ちナースはカンファレンスで得た追加情報，計画，アイデアなどを直接カルテに書くこと．
・記録物や資料，文献，いつも常備しておくテキスト，マニュアル本など参考になるものをカンファレンス中に直ちに活用して内容を深める．それらはいつでも使えるように工夫しておくと便利だ．

- 司会は1回でも多く経験し腕を磨こう．その際，上手な先輩を見習おう．
- 司会者はメンバーの非言語的メッセージに気づいておくこと（次の仕事が気になるといった表情や体の動き，沈黙の意味するものなど）．
- リーダーとして，この計画でいいかなと自信がない時や判断に迷う時，必要な人に声をかけて話し合おう．「三人寄れば文殊の知恵！」
- リーダーは特に師長，医師，家族と話し合うことが多い．そのような話し合いで得た情報や意見を，メンバー全員参加のカンファレンスで報告することも必要な行動だ．

■カンファレンスのための情報源を大事に

　とにかくカンファレンスの内容は情報の量と質，知識に左右される．情報源はどこか，情報枠組みは何を使っているか，などがわかっているだろうか．受け持ちナースは決まっているか．ときには患者や家族，他職種を巻き込むことも必要になる．カンファレンスは他者の情報を引き出す場でもある．情報のキーパーソンは誰かも考えておこう（図9）．

　情報とは，①事実やデータを集めたもの（人の外部情報）と，②意見（人がその事実やデータをどう受け止めたか，どう解釈したか．人の内部情報）である．情報を集めることは，問題解決のスタートだから，どういう問題意識で情報を集めるかがポイント．気がかりなことをデータで裏づけ，確かめることと，集まったデータから読みとることの両方が必要で，事実と意見から考えぬくことが大事なのだ．情報の中から何を選択するかも注意深く考えよう．適切な基準や論理的根拠があると妥当性や信頼性が増す．このような論理的で偏りのない思考法をクリティカル・シンキングという．

　このようにして，自分は患者のデータから何を読みとったか，気づいたことや発見した課題をカンファレンスに提出しよう．その際には，しっかりした推論と証拠（標準値や理論）での立証によって，論理的思考を進めよう．解決策のアイデアを出す時には創造的思考をのびのびと．分析的思考ができる人は資料や文献を準備し，議題を絞りこんで話し合い，相手の意見もよく聞いているのが特徴である．

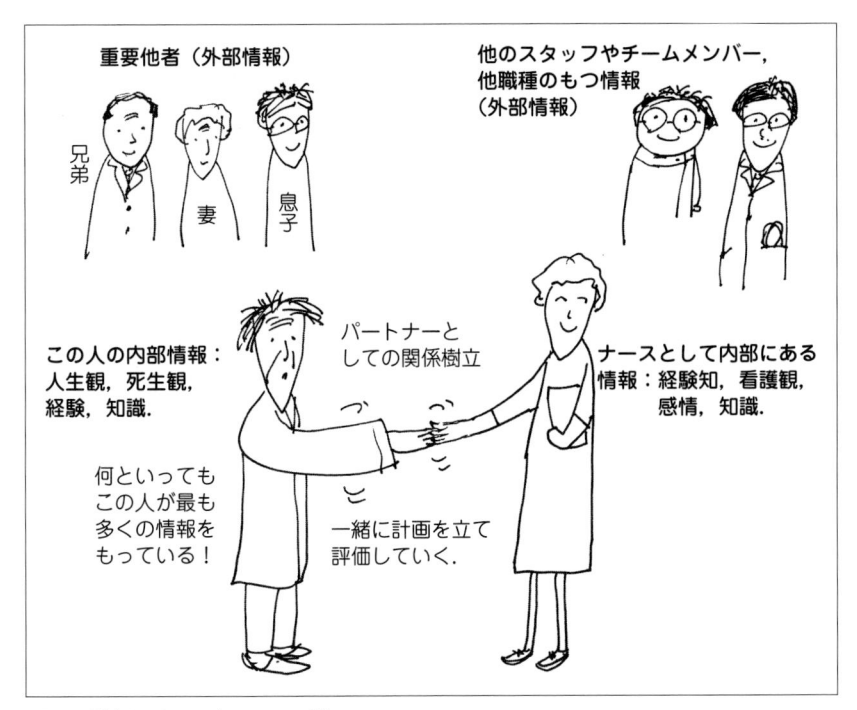

図9 情報のキーパーソンは誰？

重要他者（外部情報）
兄弟　妻　息子

他のスタッフやチームメンバー，他職種のもつ情報（外部情報）

この人の内部情報：人生観，死生観，経験，知識．

何といってもこの人が最も多くの情報をもっている！

パートナーとしての関係樹立

一緒に計画を立て評価していく．

ナースとして内部にある情報：経験知，看護観，感情，知識．

患者の内部情報をどう引き出すか（情報収集の枠組みに何を使うか）．
患者の外部情報をどう集めるか（各種データ，ほかのスタッフやチームメンバー，他職種の持つ情報，家族などの持つ情報）．

　カンファレンスでは十分な準備と発言がキメ手だ．またメンバーのカンファレンスへの信頼感や参加への自発性もカンファレンスの質に影響する．メンバーの間に意見の対立が起こっても対処できるリーダーシップスキルやコミュニケーションスキルの向上は師長の指導に負うところが大きいと思う．そのためにも，いつでも，どこでも，ちょっとしたときを捉えて患者のエピソードが語られ，看護を語る集団に，と筆者は門外漢ながら願っている．つまるところカンファレンスは各メンバーが「私はこの患者にこんな看護をしたい」と述べあう場である．事故防止をテーマにカンファレンスをしていてもその人の看護観から思考したりアセスメントして発言しているだろうから．

日々のリーダーは新人とベッドサイドカンファレンスを実施したり，スタッフステーションに帰って新人の看護実践を振り返って評価するカンファレンス，知識やスキルを伝承する意図的なカンファレンス（文献を活用する，医師にちょっと入ってもらって疾患を教えてもらう，薬剤師に内服薬の副作用について助言してもらうなどコンサルテーションも含む）などを実行する．もちろん日々のリーダーは勤務スタート時に業務調整カンファレンスを必ずやるはずだ．業務分担表があればそれを使いながら話しあうとよい．忙しい部署では応援しあわないと，病棟に入院しているすべての患者に質の高い看護サービスの提供はできないからである．

■クリニカルパスの活かし方

　パスを活用して評価のカンファレンスをすると議題に困ることもないはずなのに，議題に困るという声もよく聞く．パスどおり順調に回復する患者ならパスどおりのケアをしてもらえばありがたい．「何か気になることはありませんか」という問いに始まる患者や家族参加のカンファレンスをしてもらうと十分だ．
　反対にパスどおりではダメな患者もいるだろう．患者の全体像を把握して日々の変化をみ，パスどおりにはいかない状況をアセスメントしてもらいたい．アセスメントを目的にしたカンファレンスなら形式知も経験知も必要だ．若いナースは文献をあたり，ベテランナースは暗黙知を言語化してもらいたいもの．それらの相互作用の場がカンファレンスなのである．
　このように患者や家族の訴えに耳を傾け，ナースとしての知識や経験を蓄積していく場で，お互いの発言が活発であれば相互啓発（患者家族への教育の場，ナース同士の知識創造の場となることで）が進む．パスを活用する時，特に新人ナースには患者の回復過程の全体を捉えたり，アセスメントする訓練が意図されたカンファレンスになっているとよいのにと思う．カンファレンスの中でちょっとしたケアの技術がベテランナースによって伝えられるのもステキだ．

ほかの職場(他部署)との連携

看護は他部署・他職種との接点の多い業務だ．あなたが日常かかわりのある部署をリストアップし，その横によく連絡したり，情報交換する人の名前を書いてみる．その部署のキーパーソンは誰か，連絡システムはどうなっているのか．定時，あるいは定例的なコンタクトをとっているのか，そのやり方も明確にしておこう．

他部署の仕事の内容をよく理解しよう．お互いの立場，役割，仕事の内容を知らないと自分たちの位置も見えてこない．自分の部署と他部署の関係，関連が見えてくると協力し合える．利害が相反することもよくあるから，連絡や調整，報告，意思決定のルールやシステムを決めて，それを導入し遵守しないと連帯や協力は生まれない．どうしても自分のところが厳しい仕事をし，負荷がかかっていると思いやすいが，お互いさまの精神を大切に．

■医師との報・連・相は最重要

医師に身構えてしまうナースは多い．初めて出会う時(以前からおられる医師に初めて会うこともあれば，あなたの職場に新しく赴任してこられることもある．いずれにしても「初めて出会う」時のことだ)，自分から声をかけよう．自己紹介し，医師の名前をがっちり覚えること．

「指示を受けたい」「治療方針を確認したい」「教えてほしい」時は，どんな指示がほしいのか，何を聞きたいのかをはっきりさせておく．必要なら簡単なメモを作っておくとよい．報告や情報提供するときは，「報告します」と簡潔に前置きをして始める．

また，インフォームド・コンセントの場に立ち会うのはナースの仕事．私が"患者"だった時，「質問ありませんか」と言われても何をお尋ねすればいいのかわからなかったのだ．どのような状況になっていくのかという全体が見えないから，質問のしようがなかった．こんな時，ナースにはわかっている経過や事柄でも，患者の代弁者になって発言してほしい．

もう1つ重要なことは,「医師は〜と説明しました」という証人になることだと聞いた．緊張や不安で，医師の説明の半分も聞き取れない患者や家族も多い．医師が相手のわかる言葉で伝える努力をしていても，余裕のない患者や家族はたとえうなずいたとしていてもわかっていない，または納得できていないということがある．あとでトラブルにならないためにも，ナースの立ち会いは大切なのだ．

■看護助手の力を借りる

ナースはまた，看護助手と協働する．看護助手は搬送業務，食事介助，入浴介助，おむつ交換，環境整備，朝夕のケアなどにおいて協力を得るパートナーだ．分担して実施したほうが無駄がない，ミスのない助手業務を行なってもらうために，基準や手順を整備し，年1回以上の技術チェックや技術トレーニングを怠らないこと．また「感染」について正しい知識がないため，不安をもって働いてる助手がいないだろうか．学習会に積極的に誘うのも，助手の研修会に協力するのもナースの役割だ．これらが実践されると，お互いのコミュニケーションも風とおしがよくなる．

■わかってもらいたい時には

立場の違う人や他部署の人にこちらの考えや状況をわかってもらいたい時や，説得するためのリーダーシップをとらなくてはならない時も多い．そんな時の心がまえを次にあげておこう．

・肯定的な雰囲気で(しかめ面より笑顔，暗さより明るさ，目をそらしたり厳しい目つきをするよりゆったりと相手の目を見て)．
・ことばの波長を合わせる．形式ばるよりも親しさの感じられることばがけを．相手よりやや丁寧を心掛けるとよい．
・相手の困っていることを理解する．そのためにはまず相手の訴えをよく聞く．
・言わなければならないことはきちんと言う．自信なげな態度は相手の信頼をなくす．知識を身につけ，あいまいでなく正確に説明する．

- 相手にも考えてもらう．「〜だとこうなります」と，予測されることを具体的に提示する．
- 相手の言いたいことを十分話してもらえるよう促す．「なるほど，それで？」「たとえばどういう点ですか」などと，相手が話しやすいように相づちを打つ．感情の高ぶっている人も，全部話すと落ち着いてくるので，一息ついてからこちらの言い分を話す．
- こちらが当たり前と思うことでも，相手にとっては初めてであることも多い．特に専門用語を使う時は気をつけて，相手のレベルに合わせて，必要なら具体例を使って話すこと．
- 相手の言い分を聞いていることが相手にわかるようにうなずく．そしてメモを取る習慣をつける．
- できないことはできないとはっきり言う．安請け合いはしない．
- 相手が熱くなりすぎたと感じたら，頭を冷やしてもらうために，資料を調べるとか上司と相談するといって間をとる．場合によっては，実際に上司と交代する．
- こちらの努力も示す．できる範囲でやってみて，たとえうまくいかなくとも，やったことと結果はきちんと伝える．
- 相手によっては，資料を提示したりしながら理詰めで説明する．
- 相手の名前を呼びながら話を進める．
- 立って話すより座って話すこと．できれば対面せず横に座って，相手との空間の使い方を工夫する．
- 相手が選択できるように，情報は多く示す．
- 相手の主張もその時によって変わることがある．柔軟に対応すること．
- 相手の立場も理解しながら，相手からの言い分を検討してみること．
- 話し合いが終わったら，ねぎらいや感謝のことばを伝える．
- 病院職員としての立場を理解しておくこと．「患者のためになること」という視点から応対すると，結果も違ってくる．
- 誠意をもって話し合う．オドオド，モジモジ，あるいは尊大な姿勢にならないこと．

他部署とのチームワークをとるためには，どうしたら相手の役に立つか考えよう．たとえば関係書類，伝票に読みやすく正確な記述をする，期日までに提出するといった基本的なルールを守るだけで，チームワークは確実に高められる．

上司や先輩がいる時は助けてもらえるが，夜間，緊急時などにはあなたが判断して，他部署のお世話になることもある．日頃から院内の人たちに明るくあいさつしたり，交流の機会を増やして名前を覚えるなど，親しくなっておくことも大切だ．

■初めから対立しないこと

組織は分業しつつ協働することで成り立つ．自分の任されている範囲，仕事の分担領域が何かをはっきりさせたうえで，それが看護部全体，病院全体の中でどんな位置にあるのか明確にしておこう．たとえば，看護と薬局，看護と給食などのようにフローチャートで連携が見え，共通理解ができるようにしておくといいだろう．

それ以前の問題として，他部署全体を「あそこはいつも協力しないんだから」などと色メガネで見ないこと．そこにいるある特定の人物が「頼んでも協力しない」というふうに，1人ひとりを個別に見ていくことが，色メガネを避けるコツ．それでも，その部署全体が非協力的な場合は，トップのマイナスの影響力が強いからかもしれないが（こういうのがセクショナリズムを生むのだが）．「いつも」という決めつけた言い方をせず，「いつ，どんな課題の時に」というような報告を師長にすることが必要．情緒的，観念的な言い方では問題は解決しない．

日本人は，個人ベースの競争原理ではなく，集団レベルでの競争原理に従いやすく，また，集団の協調を図ることで全体の調和を維持しようとする傾向もあると言われている．そのうえ，"看護部対医局"，"看護部対事務当局"というような対立の裏には"女対男"の無意識の対立がありはしないかと思うこともあり，勝ち負けといった集団間の葛藤が起こることまである．これらを解消していく手だては，

①共同の活動(集団間で協力しないと達成しない課題)を通して一体感を持つ.
②頻回なコミュニケーション(話し合い)をすること.
だと,私は考えている.

　具体的に言うと,他部署にどうしてほしいのか,こちらの要求をきちんと伝える(必要なら資料やデータで説明していく).同時に相手の立場からの主張を聞く(お互いが譲り合う必要がある).そして,問題解決的に考えていくことだ.場合によっては妥協もする.こちらにはこちらの都合があるように,相手には相手の都合もあるのだから,合意するには話し合いしかないし,1回では結論の出ないことが多い.短時間でよいから回数多く話し合おう.

　また,相手がほしがっている情報は何か,相手の立場に立って考えてみよう.看護の専門家という誇りを持って,医師をはじめ他部門の人たちに情報提供することこそ看護の責任をとることになるだろう.正確で過不足のない報告を心がけ,ナースの立場から発言しよう.患者の24時間の生活を一番よく知っているのはナースなのだ.ナースの協力があってはじめて医師もよい仕事ができると自負しよう.

経済性にも目を向けよう

　最近は医療を取り巻く経済環境も厳しいものとなっている.そこで,経済面にも目を向けよう.経済効率を上げることとやりたい看護の実践の間に,悩みが発生することがあるとは思う.たとえば,リネン類をたっぷり使ってケアをしたい時や消耗品を使う時,1枚いくら1個いくらと経済性を意識することと,患者にとって安楽か,安全かという視点と両方が必要だ.手を洗った後にペーパータオルを使う時,無意識のうちに数枚を引き抜くか必要を考えて取り出すかでは,同じ枚数を使っても意味が違う.清潔を保ちながら,ペーパータオルのコスト,さらにはゴミの量やゴミ処理のコストまで考えているかということだ.ディスポ製品を使いながら,産業廃棄物まで視野に入れられるとよいだろう.

身近なことでは，処置伝票の記載を怠らないこと．患者に喜ばれるケアをしても，その時使った物品の費用は誰にツケが回るかを考えないと，いつの間にか病院の持ち出しばかりか，さらには患者負担になっていることだってあるはずだ．

■「時間」にも経済感覚を持とう

また，時間の経済性にも注意が必要だ．時間の使い方の悪さが，超過勤務を生んでいないかも考えよう．リーダー業務を行なう時に，先輩に頼みにくいからとつい何でも自分で抱え込んでしまい，結果として超過勤務となるのなら，それも経済的ではない．できる限り業務分担を心がけ，「手伝ってください」と声がけして協力してもらえるようにしよう．そして，1日の終わりには，忘れている仕事はないかチェックしてOKなら，周りの人が何をしているか，よく見て「お手伝いすることありませんか」と確かめたうえで，「お先に」と定時に職場を離れたいものだ．帰りたいのに，先輩につき合って何となくズルズルいても，気分のいいものではないはず．

逆に，パート勤務のナースや勤労学生には，声がけして時間を知らせるのも大事．「時間ですよ」とさわやかに言って，1日の労をねぎらう．そうすれば，仲間より早く帰り支度をする後ろめたさから解放され，仲間の協力に感謝しつつ帰っていけるだろう．このようなちょっとした配慮が，人間関係を円滑にする．それはお互いの心のエネルギーの無駄遣い防止にもなる．

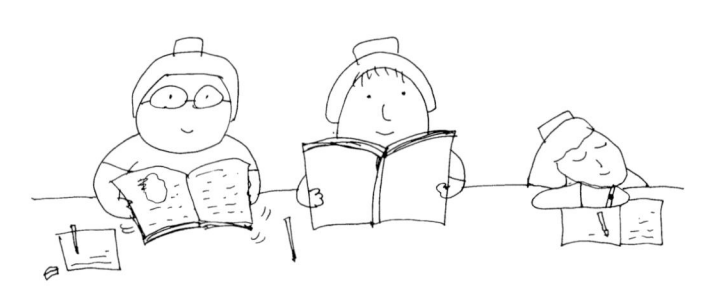

根拠をもって考えぬく！

> **宿題 ☞ 時間の使い方の再認識**
>
> あなたが最近超過勤務した日(何月何日と特定)のことを振り返って，何時に何をしたか簡単に書き出してみよう．そのうえで，時間外にやったこと(延長した業務)を詳しく書きあげる．そして，その1つひとつについて，時間外になってしまった原因を考える．最後に，その原因を解決する対策を考えよう．たとえば，時間外に記録を書いているとすれば，何分かかったか，そしてその原因を考えられるだけ列挙する．時間の使い方が経済的かどうか，分析してみよう．

　ベッドメーキングに要する時間，ベッドバスや処置の時間，入院時受け入れやアナムネーゼ聴取に要する時間を念頭に置いて業務計画を立て，記録が時間外の業務になっていないかなどをチェックし，可能な限り時間外に仕事をしないように気を配ろう．そのためには，入院患者数，重症患者数，手術件数など，業務量とかかわりのあるデータに関心を持つこと．

　物や時間の節約をすることが最終的に患者に還元され，ナースや病院への信頼を得ることにつながり，ナース自身のやりがいになることを念頭に．

必要物品やME機器の準備はOK？

　その日の仕事に必要な物品や機器類はそろっているかメモしてみよう．ワークシートに直接書いておくのもよい．1枚の用紙が多目的に活用でき，一覧できるのがベストだ．何度もあちらこちらに書くのは間違いのもと．物品はそろっているか，定置や定数を確かめたり，機器はいつでも使えるようになっているかも自分で確認しておくと安心だ．ほかの人に頼んで準備してもらったら，報告をもらってよしとするか，もう1度自分の目で確かめるか決断するしかない．頼んでおいたがいざという時，物が不足，機器が使えないなどの状況になっても，リーダーとしてのあなたの責任だ．伝えておいたのに，頼んでおいたのに，わかっていると思っていたのになど，いくら言い訳しても後の祭りである．

　その日に請求しても届かないものもある．間に合うかどうかもチェックしておこう．また後始末は準備同様に重要なので手抜きしないこと．特に他病

棟や他部署から，何か借りて使ったという時は，後始末や補充，約束時間までに返却する，といったことも大切である．

新卒ナースを迎える時には，たとえば2年目ナースを中心に「救急カートの見直し」をするのも有効な方法だ．救急カートを目の前において，KJ法で問題点を整理，そしてその問題を自分たちの業務改善の課題としていくなど，問題解決しながら能力開発もできる．

■現状把握のための話し合いを

「必要物品はそろっているか」とか「機器の準備はよいか」といったテーマで，あなたの病棟でも話し合ってみてはどうか．問題解決技法（毎度おなじみ，看護過程の展開と同じ思考過程でよいのだ）をおおいに使える領域だ．現状把握をしっかりやるのがカギ．感覚的に「あ，これが問題」と思ったら，どうしたらよいかと，すぐ対策に飛びついていないだろうか．現物を見ながら「あれ，おかしいぞ」と感じることや，ありのままの事実をカードにしていくと，現状把握はばっちりだ．あちこちの写真を撮って，現状把握に役立てるのもよいだろう．あなたはどんな機器を使用しているだろうか，そして使いこなしているだろうか，チェックしてみよう．

機器を用いた看護を実践するには，次のようなポイントを押さえておこう．
- 病棟（部署）で使用する機器の機能や原理を熟知しておこう．治療用か測定用か，どんな時に使うのかなど．
- 使用方法をよく理解し，必要ならテスト期間や練習期間を決めて機器に慣れておこう．わかりやすい使用基準，使用手順を作っておくのもいい．
- トラブルが起きた時どう対処するのか，故障時にどこに連絡するのか，修理はどうするのかを明確にし共有しておこう（中央化システムがあるかどうか）．
- 患者や家族の理解や協力が必要な場合の対策を立てておこう．
- 機器を使うナースの意識，看護の考え方をいつも明確にしておこう．もし機器の使用で患者が苦痛や不安を味わうのなら，それにナースとしていかに対応するかの手だてを持っておこう．

・医師，臨床工学技師と普段からチームづくりをしておこう．カンファレンスやミニ研修会を計画し，お互いの役割分担を明確にしておくとよい．

「あっ，しまった」という時には

　ヒヤッとした時や明らかなミスの時ほど「すぐに報告」が鉄則．言いにくいことは誰しも後回しにしたいものだが，そんな時こそ，勇気を持って口を開こう．

　ところが，「今ここ」の状況にストレスを感じれば感じるほど，無意識のうちに5歳頃同じようなストレス状態になった時に切り抜けたやり方をしてしまう．すべては「無意識に」なのだが．おびえて手も足も出なくなるという対処の仕方の人もいれば，口実を考え出してせっせと心の中で言い訳をしている人もいる．また，逃げ出す人，こんなことは起こらなかったと自分に言い聞かせるという反応を示す人もいれば，怒り（周りの人や自分自身に）によって切り抜けようとする人もいる．いやな報告は先延ばししたいというのも含めて，前述（15-16頁）したような人生脚本を演じていることになる．

　「今ここ」にいるのは5歳のあなたではなく，大人のあなたなのだから，しっかり現実を受け入れ，情報を集めたりして現実的な判断をしよう．その1つが「すぐ報告」なのだ．ほかの人の情報，知恵，経験を活用するわけだ．あなたのやってしまったことが，ほかの人にも起こり得るのだという警鐘となるのなら，カンファレンスにかけて振り返りの話し合いや対策作りをしておこう．

　そしてそれが終われば，その事件については心の中でピリオドを打とう．何とかなった後でも，私たちは後悔という感情を味わい自分を責める．「ああしておいたらよかったのに，しなかった自分が悪い（確かにそうだけど）」と責めても，「またこれからも起こるのでは」とよくないことをあれこれ想像して不安になったり，おびえたりしてもしかたがないのだ．気持ちを切り替え，二度と起こさないためにゆとりを持って出勤するとか，初めてやる処置は手順を確認したり先輩に確かめておくなりして，現実的な予防策をとるこ

とが大切だ．

　「しまった，忘れていた」という時は，必要な人に報告するなど，とにかくすぐにできることからやっていこう．それ以前に，忘れないために行動計画の形式でメモを作り利用しよう．ワークシート（業務分担表）は抜けを防ぐために，こまめにチェックしよう．書かれたことを丁寧に読み（この段階で思い込みや早とちりをする人もいるのでご用心！），よく考えること．これをやって，次にこれに取りかかろう，などとイメージしておくのもよい．ひと仕事済んだら，またそのチェックをする．お願いやねぎらいの声がけは明るく．おわびは早めに言っておくと，あなた自身気分がよくなる．

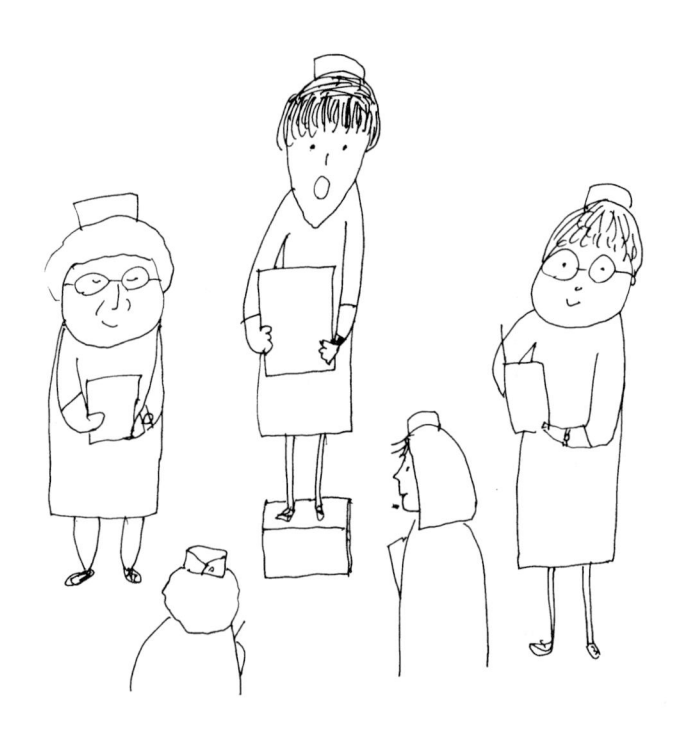

リーダーシップはこう磨け！

　リーダーシップを集団活動にみられる現象の1つとしてとらえ，生来持っている感性や知力を使いつつ集団の中で磨いていける社会的能力として考えてみよう．そうすると，そのポイントは図10のように3つの領域に整理できる．

　看護は単に知識や技術だけでは展開されない．学生でも新卒のナースでも，しっかりした看護をしているといえることがある．それは看護する人の人間性が絡むからである．「看護はartである」と言われるゆえんだ．人間性は日々の暮らしの中で培われる．私自身，今までの職業人生を振り返ってみても，20歳代の仕事と40歳の時とは違う．50歳を超えるとなおさらゆとりがでてくる．20歳のナースにはその人なりの看護をする力があり，30歳になるとまた違った力を発揮していくことだろう．加齢と共に失うものも確かにあるが，その反面深みや味わいが出てくるのも事実だ．

　私が新卒時代から知っているナースは，結婚，出産，育児を経験しながら小児看護を続けてきた．つらいことや苦しいことと同じくらい，成長する子どもたちの笑顔に慰められ，人生を楽しんでもいる．看護する力を培うのに，無駄なものはなかったのではないだろうか．それがその人の人間性とでもいえるものであり，看護にゆとりや広がりを与えていくと思う．

　リーダーシップにも同じようなことがいえる．グループの中で，リーダーになったりメンバーになったりしながら，葛藤や対立を体験し，その中で気づいたり学んだりしながら自分を磨いていく．

　リーダーシップの磨き方は人によって違う．また，その人のポジションに

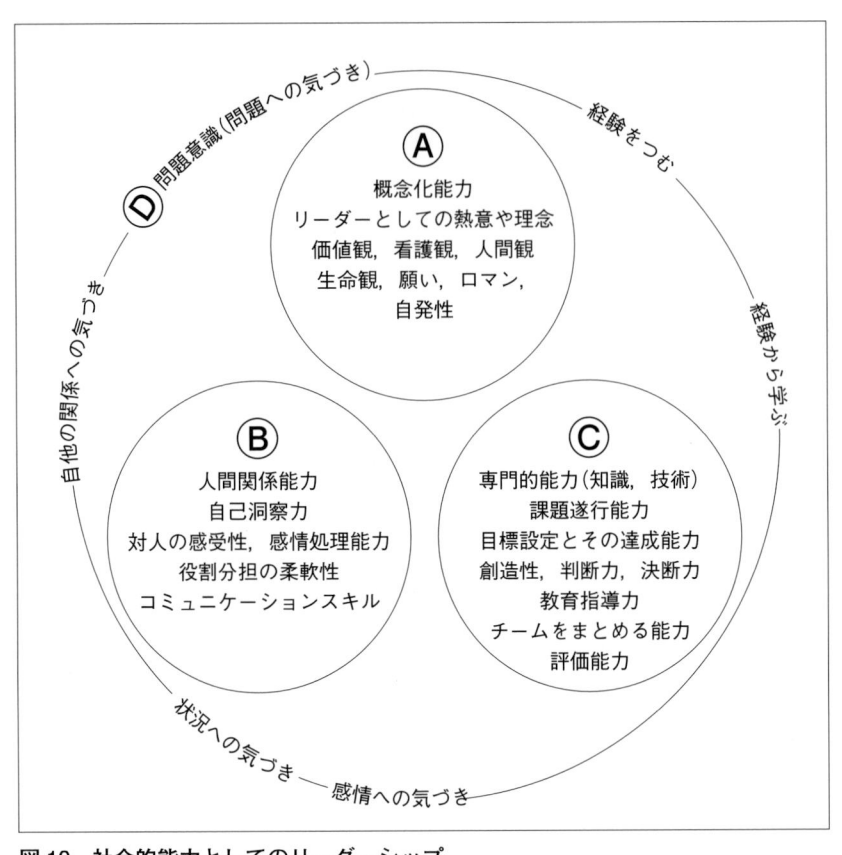

```
              ____問題意識(問題への気づき)____  経験をつむ
           D /                              \
            /           ┌─────────┐          \
           /            │    A    │           \
          /             │ 概念化能力 │            \
         │              │リーダーとしての熱意や理念│           │
         │              │価値観，看護観，人間観│         経験から学ぶ
         │              │生命観，願い，ロマン，│           │
         │              │    自発性    │           │
         │              └─────────┘           │
   自他の関係への気づき                                        │
         │     ┌─────────┐  ┌─────────┐    │
         │     │    B    │  │    C    │    │
         │     │ 人間関係能力 │  │専門的能力(知識，技術)│    │
         │     │  自己洞察力  │  │  課題遂行能力  │    │
         │     │対人の感受性，感情処理能力│  │目標設定とその達成能力│    │
         │     │役割分担の柔軟性│  │創造性，判断力，決断力│    │
         │     │コミュニケーションスキル│  │  教育指導力  │    │
          \    └─────────┘  │チームをまとめる能力│   /
           \                │    評価能力    │  /
            \               └─────────┘ /
             \__状況への気づき__感情への気づき__/
```

図10　社会的能力としてのリーダーシップ

よって期待されるものも違うから，焦点の当て方も違ってきて当然だ．卒後2年目，3年目のキャリアのナースにとっては，日々の看護チームでリーダーシップが発揮できるかに関心が高いだろうし，卒後5年目以上の中堅ナースには，病棟運営を支えるリーダーシップが求められる．

■ 腕磨きを始めよう

卒後2年目ナースに勧めたい腕磨きの方法は次のとおり．まず，看護活動

に必要な知識や技術を身につける．そのために，わからない事柄に出合ったら，文献で調べるとか先輩に教えてもらうとかして1つひとつ積み重ねていくこと．経験しながら学び，経験したことを振り返って学んでいくことも大切．先輩の効果的な行動をしっかり観察しておこう．自信がないと口で言うより，具体的なリストを作って自信をつけるために何らかの手を打とう．

13頁でも述べたが，TA 理論の中に「値引き」という言葉がある．ディスカウントセールにいくと正札より大幅に値引きされた赤札がついているアレと同じように，自分自身に，他者に，問題や課題の存在や重要性などに気づかずに過小評価したり過大評価することをいう．すぐに「自信がない」という人は要注意．何について自信がないのか特定すること．たとえば「足浴に自信がない」，これなら何度もやりながら上手になり，「自信がない」などと言わなくてもすむ．「値引き」は無意識で行なわれるのだ．

具体的な課題を1つひとつクリアして自己効力感を高めていく方がずっと楽しい．このことは次の卒後3年目ナースのレポートが参考になる(情報提供：国立病院機構岩国医療センター)．

◆リーダーシップを発揮するためには，まず現在の自分の立場を自覚し，自信をつけることだと思いました．
　私はいつもマイナス思考で，自分自身をディスカウント(値引き)していたので，自信，確信を持つために「自己効力感を高めることができる」を目標にしました．
具体的行動として，
・不安に思ったこと，自信がないことに対しては相手にフィードバックを求める．また"ちょっときてカンファレンス"をする．
・自分の受け持ち部屋だけでなく，他の部屋の状況や病棟内の動きが把握できるよう，周りの人に声かけを行ないコミュニケーションを密にする．
と心に決めやってみました．
　新人が質問や疑問に思ったことを相談してきた時，私が返した答えについて少し自信がなかったり，大丈夫だったかなと心配になったりする時は，あとで相手に"どうだった？"と積極的にフィードバックを求めるように心がけました．

"だめでした"という反応が返ってくれば，また一緒に違う方法を考えようかという気持ちになり，新たな問題解決方法を探し，いい反応が返ってくれば"よかったね"と一緒に喜ぶことができました．いつも不安に思ったまま確信がないままで，今は時間がないから忙しいからとそのままにして，あとで自分自身をディスカウントして終わるよりも，相手にフィードバックを求めることで，反応・結果から評価すれば自分自身の考え方も変わってくるように思いました．悪かったことは学習し今後に生かすことができ，よかったことは自分自身の自信にもつながるということがわかりました．また自分なりに良くできたと思った時は自分自身に良いストロークを与えることでさらに自信と確信につながりました．

次に，声がけすること．あいさつ，ねぎらい，感謝のことばを惜しみなく．仕事を頼みにくい先輩ほど，普段から明るい声がけをし，相手の言い分を聞いて反応を返しておくことを忘れないように．ものが言いにくい時もちょっぴり勇気を出して，口を開くしかない．人間関係がうまくいかないなどと悩むより，まず大人としての常識的行動をとることをお勧めする．それには，

①気軽に話しかける．
②自分の感じているいい感じを素直に口にする．
③相手の言うことを最後まで聞き，気持ちを受け止める．（意見やものの見方が対立することはあり得る）

この3つを実践することだ．私はこのことを深沢道子先生の『素敵な自分に育てる本』(海竜社，1987)から学んだ．明るく前向き(肯定的に考え取り組む)という姿勢が最後にものをいう．

そして物品の位置や数，使い方を頭に入れておこう．あなたがメンバーとしてしっかり動けるようになっていたら，日々のチームリーダーはできる．何回もやっているうちにコツもわかってくるから，焦らないように．

それではリーダーシップを磨く時のポイントについて述べていこう．

価値観の確立

看護観，死生観，人間観など，あなたの価値基準となるものの考え方はリーダーとしての姿勢，心がまえとなって，行動の端々に出てきたり，意思決定時の判断基準になる．ある事柄や出来事に出会った時，それらの関係をどう理解し価値づけや意味づけをしていくかは，その人の価値観にかかってくる．

価値観はまず父，母，祖父母といったあなたの養育者から様々な(言語的，非言語的)メッセージを取り込みながら育まれる．そして，養育者たちの思考，感情，行動などから学んでいくものだ．こうあるべき，ああああるべきというメッセージは，「人の役に立ちなさい」「人に迷惑をかけないように」「約束を守りなさい」「うそをつくな」「友達を大切に」というように，繰り返し繰り返し伝えられ，押しつけられ，両親や祖父母の生きる姿勢や行動から感じとって，「親」の自我状態(126頁NOTE参照)を形成した人生脚本となる．さらにそれは，成長過程で教師，先輩，友人といった他者の考え(価値観)を聞きながら広がっていく．

しかし，思考力や批判力をつけるためには，自分自身の思想，理念，価値観が明確でなければならないのと同時に，対話を通じてほかの違った思想，価値観を取り入れていくことが必要だ．だからこそ，自分にとって大切なことは何か，人生の意義とは何か，などについて青年期に友人と語り合うことが大切だ．それが現在の自分の価値観の基礎になっている人は多いはずである．

価値観を育てるためにも，小説，演劇などを楽しもう．私たちとは違っていたり，また似ていたり共感できたりする人生が描かれていて，学ぶことは多い．そこであなたは，いろいろな人，いろいろな生き方があることを知り，価値観の幅を広げることになることだろう．先輩ナースの看護の考え方を書いたものも読もう．たとえば『看護を語ることの意味-"ナラティブ"に生きて』(川島みどり著，看護の科学社，2007)，『新訂 キラリ看護』(川島みどり著，医学書院，2008)，『私の看護ノート』(紙屋克子著，医学書院，1993)をお勧めする．

カンファレンスも価値観を鍛える場だ．「この患者さんに私はこんな看護をしたい」という意見が，その人の価値観（看護観）なのだから，ほかの人の意見をしっかり聞こう．そしてもちろん自分の意見もしっかり言おう．発言するということは，自己開示すること．話すことで自分の考えも明確になっていく．

なにげないおしゃべりの中でその人の看護観を聞くことがある．
　私（筆者）は，かつてオランダの精神科医バン・デン・ベルク先生の講演会で見た1枚の手のスライドが忘れられない．ベルク先生は「自分は医学生として解剖の授業で，1本の腕から指先までの手をあてがわれて，神経や組織などを学んだ．しかし看護は患者の全体をみるのだ」と話され，私は医師とナースの視点の違いを医師のベルク先生から教えてもらったのだ．
　このベルク先生の「看護とは」は，私の中に強い印象を残したということをある研修の休憩時間に話したところ，同席していた米森初枝ナース（国立病院機構南九州病院）が，看護学生として糖尿病の患者に手術室で介助についた時のことを（1本の手のスライドの話に触発されて）話してくれた．
　その方は膝から下が壊死し切断のケース．米森さんは切断された足を両手で持って思わず泣いてしまったのだという．それを見た医師に何を泣いているのだ，と問われた彼女は，この足は何年も体を支え歩いたり走ったりしてきたのだ，と思うとズシリと重かったという気持ちから，「この足，とても重たいです」と医師に告げると，「切った足は重いに決まっているじゃないか」と返され，彼女はなぜ先生はわかってくださらないのか，と切なかったというものだった．
　その場が見えるような気がしつつ，彼女の看護観を聴いた．

宿題 ☞ 価値観を書いてみる

以下のことを心にとどめて，あなたの価値観を文章にしてみよう．
- 自分自身の信念としての「かくあるべし」であって，他人に押しつけるものではない．
- あなたがよいとか悪いとか，正しいとか間違っているとか信じ，考えている内容を伝えるもの．あなたのことばで表現する．
- ほかの人と比べて違っていることはOK．ほかの人に比べてよい悪いを言わない．1人ひとり価値観が違うのだ．

あなたはどのような価値観に立って生きているのだろうか，何を大切にしているのだろう．あなたの座右の銘は？

さらに，ナースとしてのあなたの価値観，すなわち看護観を問われたり，「あなたのやりたい看護は？」と問われた場合，どう答えるだろう．あなたのことばで書いてみよう．

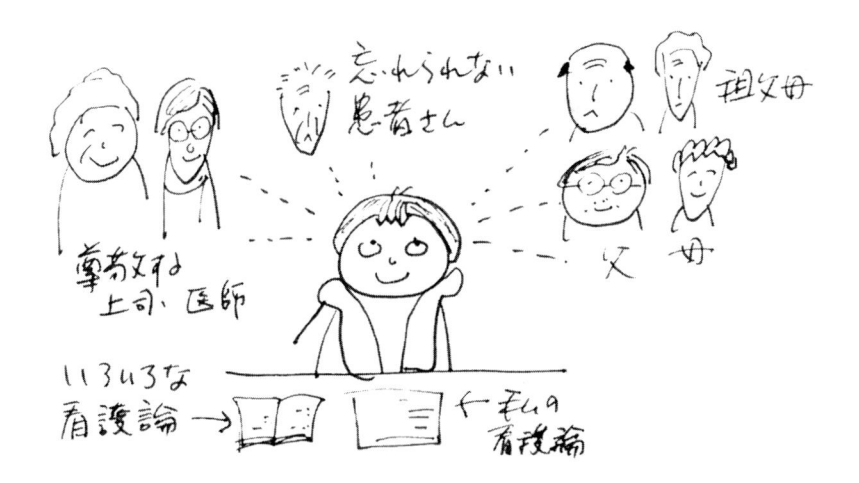

■ 人間関係能力の向上

　組織活動をする時，メンバー1人ひとりが協同意識をどれだけ持っているかはポイントの1つ．それぞれがよいチームを作ろうと願ったり，人とうまくやっていきたいと願うことが大切だ．ただし，いつもみんなが成熟した大人の行動をとれればよいのだが，チームには子どもっぽい人もいれば意見が合わない人もいて，なかなか苦労が多いものだ．たとえばディスポ製品を使う時，破った袋をその辺に投げ散らかし，後始末もいいかげんという人もいるだろうし，「患者の立場に立って」と言いながら仲間の立場に立って考えない人も意外に多いのではないだろうか．

　誰でも人間関係をよくしたい，仲間に受け入れられて気分よく過ごしたい，困ったら助けてほしい，悩んでいる人がいたらどうしたのか聞いて支えたいと思っている．それなのに，先輩のちょっとした一言にムッとする自分がいる．「困っているの，助けて」と自分があっさり頼めないのを棚に上げ，察しの悪い人だと逆うらみをする．その人が悩んでいるのがよくわかっていて，それでも声をかけられない自分が歯がゆい．言えば後悔し，言わなくても後悔する．こうして，どんどんいやな感じはたまっていく．

　誰でも好き嫌いはあるし，そりの合わない人もいる．だが，それはそれ．自分の感情を認めよう．嫌いと思っていると，しぐさやことば，声の調子についそれが表れて相手に伝わってしまう（心理学では好悪の返報性という）からご用心．あなたが対人関係に悩んでいるとしたら，実は特定のある人とある状況における，あなたのこだわりであったり，その人とうまくやれないと自分で決めつけていることだったりするのだ．相手に合わせようとムリをすると苦手意識が生まれる．その人といい感じの一瞬一瞬をつないでいくつもりで逃げない，避けないことだ．

■ 思い込みや決めつけから自由になろう

　たとえば，朝Aさんに「おはよう」と声をかけたのに，フンと無視された

という時，きっと私が原因だとか，きっと私に悪意があるのだと決めこんでいるとしたら，Aさんという他者の視線を自分流によくないほうへ解釈しているといえる．現実にそうかどうかはAさんに確かめるしかないのに，一足跳びによからぬことのみに想像力をたくましくする．事実だけを見つめよう．そして，「私は私」と認めよう．積極的なのがよくて消極的なのが悪いと決めつけたり，思い込んだりする必要もない．「あ，今こうだ．自分を閉じて消極的になっているな」くらいで十分だ．

　私たちは結構いろいろなことを思い込み，決めつけ，結果として自分で自分を縛り不自由にしている．これから解放されるためには，自分自身を見る目を養ったり，コミュニケーションのクセに気づいて上手になるなど，人間関係のスキルを磨くとよい．

　人間関係のスキルを身につけるために，①自己洞察力，②対人の感受性，③コミュニケーション・スキル，④感情処理，⑤役割行動を柔軟にとる，の5点を意識しよう．少しでも周りとうまくやれる自分や仲間に当てにされる自分づくりは，ありのままの自分を受け入れる（これは時にはつらいこともある）ことから始まり，気づきを広げていくことだ．自分の感情に気づく，自他の関係に気づく，状況に気づく，問題に気づく．どんどん気づいていく．この気づきは当たっているだろうか，などと考える必要はない．そして，自分に気づく時，マイナス面や弱みに気づくのもいいが，プラス面や強みに気づくのはもっと大切．同じ気づきなら，いい感じの自分に気づく方が気分もよいから．自分のパワーに気づいて試しに使っていくこと．実践しないと腕磨きにはならない．

自分を見る目（自己洞察力）を養う

　出勤前や更衣室で鏡の前に立つ．何が映っているか，全体をよく観察して具合の悪いところを直すと安心して人の前に立てる．同じように鏡の働きをしてくれるのが師長や主任をはじめ周りのすべての人だ．相手からことばでフィードバックしてもらえることもあるが，自分自身が相手や周りの人々の

反応に敏感でないと，他者という鏡から情報は得られない．また，周りの仲間を見回してみると，「アレ，変だな」と感じる時がある．この人たちをよく見ることも自分を見る目を養うヒントになる．「人のふり見てわがふり直せ」という格言どおりである．

物事を「客観的に見る」とよく言うが，本当にそうできるものだろうか．自分の視座があって，そこからものを見て判断したり，決定しているのだから，「われわれがいろいろと判断したり行動したりする場合，知らず知らずのうちに，自分自身に対するそうした意識や概念やこだわりが，基本的な枠組みになっている」(梶田叡一：子どもの自己概念と教育, 3, 東京大学出版, 1985) と考えられる．行動している自分を対象化した時，「行なっている自分を見ている自分」があり，これが自分を見る目を育てることになる．そして，自分自身に働きかけ，変革していける．

■自分を知ればプライドが生まれる

自己概念というものは，幼い頃からの両親や友人，教師などのメッセージ（しかる，ほめるといった言語的なものや，まなざし，表情，ジェスチャーのような非言語的なものの両方）によって，学習し育ってきている．その中で，肯定的なメッセージを受けると安定した心理状態になる．自分のよいところを探し大切にするということで，自尊感情（プライド）が生まれる．

他者との受容的で安定したかかわりの中で自分自身を振り返り，長所・短所に気づいていくのは気持ちがいい．自分を知ることは，自分のエネルギーが空回りすることを防ぐし，また他者の反応のしかたや相手のまなざしから，いい感じを味わいながら，のびのびする自分を知れば，他者との関係づくりに使っていける．また，自分は，どんな感じ方や考え方，行動をする人に感銘を受けるかを考え，その人をよく観察したり，対話したりすると自分自身の心の動きを感じることができる．

中国のチェロ奏者ジャン・ワンはテレビのインタビューに対して，「自分を知り，自分の何を磨くべきかを知ることが私の課題です」「自分の中にあるほかの人にない何かを知り，聴衆にその自分を捧げるのです」と語っていた．

■対人の感受性を育てる

　他者との関係の中で起こる流動的な変化に気づいていける能力が，対人の感受性だ．このプロセスが理解できると，1人ひとりがユニークな存在であり，その時々に感情も思考も変化することがわかる．その変化は表情，目つき，ジェスチャー，行動などに表れる．それらを敏感にキャッチして，自他の関係や相手との距離をつかめる人は，対人感受性が鋭いといえる．「今ここ」への気づき，自己の感情への気づき，他者の感情への気づきなど，どんどん気づいていくことが，自己の態度や行動を適切に選択していくことになる．

　他者との人間関係を自ら望むものにしていく力は，後天的に獲得できる社会的能力である．他者に気軽に声がけのできる人と，声をかける前から「きっとうまくいかないよ，よい結果にならないに違いない」などと決めつけて，結局声がけしない人（自分は声がけできない，という表現をよくする）とがある．口数の多い少ないといった特性からくることではなく，その人自身の対人態度からくるのだ．気軽に声がけのできる人は，外側（自分を取り巻く環境や状況）に目がいき状況を把握して，「今ここ」で行動できる．相手の反応や表情，声の調子，目線，ボディランゲージなどの意味を読み取ったり，解釈するのがうまい．このような人は，対人の感受性が高く，柔軟性があるといえる．対人の感受性を高めるためには，人間観察の訓練（ヒューマン・ウォッチング）をお勧めする．

■「今ここ」に気づくこと

　リーダーシップは他人への影響力だから，自分がどういう時のびのびと人とかかわり，どういう時に無理をしたり不適切な行動になっているかを知っていると，自分をコントロールしやすい．ハッと気がつくと攻撃的な言動をしていたり，逆に怒りを閉じ込めて無理に笑っていることもある．ストレス状態になった時に，無意識の感情が出やすい．これに気づくと，自分の行動を意識下における．自分の感情，行動への気づきを早くすると，行動の選択

肢が増える．場の状況に気づいていると，自分がどう振る舞うのが適切かがわかる．

これらの気づきがないと，次のようになってしまう．
① 何もしない，言わない，行動しない，無関心をよそおう，無難にやりすごす．
② 早合点する，頼まれもしないのに手を出す，先取りした行動で結果としては過剰反応をする．
③ いらいらする，怒る，ふくれる，すねるなど感情的になる．
④ 突然爆発したり，過緊張でガチガチになったり，場違いで柔軟さを欠いた行動など，気づかないまま行動してしまったりする．

周りをよく見よう．視線の行方，あらゆるジェスチャー，声の調子，体の筋肉の緊張，メンバー同士の距離の取り方や空間の使い方を手がかりにして，「今ここ」の状況や相手の感情をキャッチしよう．

同時に「今ここ」での自分の感情や健康状態や，自分が相手からどのような影響を受けているかに気づいておくと，対人の感受性はより高くなる．相手の訴えるような目つきや自信なげな声音を見分けたり，聞き分けたりしている時，対人の感受性は高い．必要なら声をかけ，場合によっては黙って見守ることができる．

■ **責任をとるということ**

対人の感受性の高い人と過ごしていると，リラックスでき流れるように無理がなく，自然で落ちついたいい感じを味わえる．そのような時に，意識して相手の行動や反応を観察することだ．そのいい感じを覚えておいて次の時，別な相手に意識的に使って行動してみるのも，対人の感受性を磨く方法だ．その場その場でフィットした行動がとれるし，その時やれることを「この場はこれでいく」といったすっきりした感じで選択していけるから，後から自分を責めることも防げる．後味の悪さを味わうこともない．こうして感情にも考えや行動にも責任をとった生き方になっていく．

具体的には，「ことば」をきちんと使うことだ．エーブ・ワグナーは，「『自

分で責任をとらない」表現の代わりに,『自分で責任をとる』表現を使いなさい」と勧めている.つまり「あなたは私を怒らせた」と言う代わりに,「私は腹が立った」と言い,「あなたの言うこときたら！」と責めた口調で言う代わりに,「私はあなたのそんな言い方はいやだわ」と言うのだ.「できない」という言い方は「値引き」(13頁NOTE参照)の表現なので,その代わりに「私はしたくない」と言うと,責任をとる言い方になる.「～しなくてはならない」よりも「～したい」と言った方が,自発性も高くなり,行動に責任をとっていける(エーブ・ワグナー著,諸永好孝訳：率直に話そう-よりよい人間関係を築くための14の秘訣,78,社会思想社,1990).

　ここで,TA理論の中の「構造分析」について学んでおくのもいいだろう(126頁NOTE参照).「対人の感受性を育てる」ことにつながっていくはずだ.

> **宿題 ☞ 問題を伝え合う**
>
> 　2人でペアを作り,Aさんは「チームリーダーになった時の気持ち」をBさんにわかってもらおうという構えで伝える.Bさんはよく聞いてうなずいてもいいし,感じたことを自分らしく,無理せず,率直に反応を返す.
> 　5分ほど経ったら,今の体験から何を感じたか,気づいたか話し合ってみよう.
> 　今度は,Bさんが同じテーマで自分がリーダーになった時の気持ちを話し,Aさんはよく聞いて,終わったら,2人で今の体験から気づいたことを話し合おう.
> 　どんな気づきがあっても,それでOK.ただ,2人でこのように何度か話し合って,今いい感じを味わっているかどうか,チェックしてみてほしい.相手に親しみを感じているだろうか.最後に,今相手に感じていること(感情)をことばで伝えてみよう.

NOTE

■構造分析

構造分析とは，私たちの中にある心の現実を知る心の解剖図である（図11）．

「今ここ」で起こっている出来事に対して，大人の自分として持てる力をすべて使って，感じ，考え，行動しているならば，「成人」の自我状態にいることになる．また両親や親的な役割を果たした人を模倣したやり方で感じ，考え，行動しているとしたら，自分は「親」の自我状態にいることになる．そして，子どもの時に感じ，考え，行動したように反復していたら，自分は「子ども」の自我状態にあるといえる．

たとえば，看護部長に呼び出された時．「え～っ，何だろう．しかられるようなことをした覚えないのに」などと思って，いきなり言い訳をひねり出し始め，「今ここ」で起こっていることに対して，子どもの時のような感じ，考え，行動を反復していたら，あなたは「子ども」の自我状態にある．「もう，この忙しい時に！ 部長ももっと考えてもらいたいな」などと，あなたの両親が人を批判していたような口調や考え方をしていたら，あなたは「親」の自我状態にある．そして，「何だろう．この仕事を終え

たら行こう」と，状況を判断して大人としての力で対応していれば，あなたは「成人」の自我状態にあることになるのである．

■論理療法

「今日（明日）はリーダーだ」と考えたとたん，いやな感じを味わったら，あなたはアルバート・エリスのいう「感情は，何かを考えた時生まれる」という理論（論理療法）を証明している．

いやな感じの原因が「あの人がチームにいるから不愉快」というのと，「ミスをしないか心配」「うまくリーダーシップを発揮できるか不安」というのでは，対策が違う．前者のように原因がはっきりしているなら，日頃からあいさつやねぎらいを口にしたり，その人と大人として付き合うための行動を意識的に積み重ねておくこと．人間関係は，その人へのあなたのこだわりなのだから．

後者は，はっきりした原因もなく漠然と「こうならないか……」「もしかしたら……」「きっと……」と悪いことを次々と考え出して，その反応としていやな感じを得ていることになる．つまり，あなたが頭の中で作り出したセンテンスに，あなたが反応しているということだ．論理療法をもう少し知りたい方は『どんなことがあっても自分をみじめにしないためには-論理療法のすすめ』（アルバート・エリス著，國分康孝ほか訳，川島書店，1996）が参考になるだろう．

Ⓟ	「親」の自我状態
Ⓐ	「成人」の自我状態
Ⓒ	「子ども」の自我状態

図11　構造分析のための図

コミュニケーション・スキルを磨く

■人間関係を深める分かち合い（自己開示）を行なう

　あなたには，自分の生き方（価値観）や自分の感じる自分のいいところや，いやなところをも分かち合える人がいるだろうか．無理をせずありのままに，本音や深いところの感情をオープンにできる仲間や先輩上司がいるだろうか．そしてその人たちに，自分という存在が経験したこと，相手との間で起こっていることや相手との関係を通して気づいたことを，ことばにして伝えているだろうか．

　このように他者に自分という人間をわかってもらうため，自分が持っている自己についての情報（意識レベルで伝え得るすべてという研究者もいる）を提供すること，自分自身を他者に呈示することを自己開示（self-disclosure）という．

　健全な自己開示のためには，
① 私って何者？　と自問する．そして折に触れて自省したり洞察しておく（自己開示する内容をつかむ）．
② 率直に過不足なく話し，ありのままの自分を誠実に伝える．
③ これは伝えたいと思うことを，自発性を大切にして言う（洗いざらい何もかもというのではない．言わない自由も行使するということ）．
の３点が大事．

　このようにして，自分が自己開示していくと相手も自己開示しやすい．お互いの気持ちや価値観，思考のしかた，相手の要求していることなどをオープンにすると，お互いに理解しやすいということだ．もちろん相手の求めていることがわかったとしても，すべてにこたえることはできないが，その人を理解しやすくなる．お互いに自己開示をし合っていくと，考え方の違いもはっきりして，相互理解が深まるのはいうまでもない．

　このほか，自己開示の利点は，語ることで自分の考えが明確になるし，カタルシス（浄化作用）につながるということだ．誰かに悩みを打ち明けると

スッとする，また人に話すことで自分自身が何かに気づくというのはこういうことだ．また自己開示により，考えも整理されてくる．このように人間関係の構築，カタルシス効果，自己への気づきや思考の整理と，健康な自己開示はお互いを啓発し，人間関係を確立していく．

とにかく自分を開かなければ，わかってもらえないことが多い．自己開示は他者との関係づくりのカギを握っている．先にも述べたが，自分を洗いざらいオープンにする必要はないが，無難なところだけ話したり，自分の気持ちに誠実でないあいまいな言い方をしていては，分かち合いは起こらない．

■ 分かち合っている時，分かち合っていない時

率直に分かち合っていない時には，次のような行動をとっているはずだ．
- ほめられてうれしいのに打ち消す．うれしいという感情を表出しない．
- 照れて，わざと自分の欠点をオーバーに言う．
- 相手の評価が気になり，相手の気に入りそうなことばを探す．
- 相手の話に単に相づちを打つだけ（聞いているふり）．
- 相手に信頼をおかず，一言ごとに心の中で批判したり否定する．
- しかたなしに相手の話を聞いている．
- 相手にだけしゃべらせて自分は黙っている．
- ほかのことを考えていて聞いていない．
- 先入観，偏見を持って聞いている．

また，いくらオープンでことばは多くても，分かち合っていない時には次のようになる．
- うん，うんとうなずきつつ，心の中では自分が言うことばを考えていて，口を開くと相手に自分の意見を押しつけている．多弁になっている．
- 無難にやり過ごす．
- 相手をねじ伏せよう，負けまいなどと気づかぬうちに反応している．
- 相手に迎合している．
- 社交的，儀礼的な内容に終始して，深まっていかない．

コミュニケーション・スキルを磨く

逆に，分かち合いの状態では，次のような行動をとるだろう．
- ありのままの自分でいる．よく見せようとか，自分を低くした言い方ではなく，「今ここ」での感情を味わい，体験している自分をオープンにする．
- 相手に向かい合う．「今ここ」にいる相手に関心を持つ．
- リラックスし，いい感じになっている．
- 心を込めて聞く．耳を傾ける．
- 自分のことばで話す．
- 自分を受け入れている（自己信頼，自尊の感情，自分の存在そのもの，自分の価値観，感情のすべて）．
- 自分の感情，意見を率直に簡潔なことばで述べる．
- 後味が悪くない．

■ 分かち合う時の注意

このように，分かち合いをするとスッキリいい感じを味わえる．自分を卑下しすぎたり，感じたり考えたりしたことをオープンにしていない時は，自分自身を「値引き」（13頁NOTE参照）しているわけだから，気分も晴れない．

もちろん，分かち合いは状況に合っていないとダメだ．いつでもお構いなしにすることではない．「今お話ししていい？」と確かめたり，「あなたの言ったこと，こうとってもいいの？」と確認すると，値引きは避けられる．また，こちらが分かち合いたくても，相手が自分を開かない時もある．そんな時は「いつかチャンスをみて」と考えられたら，値引きは起こらない．無理強いしても，分かち合いという協同のコミュニケーションの場は生まれないからだ．

話し合った後「しまった．言いすぎた」と自分を責めている時も値引きが起こっている．責めている自分に「アレ？　値引きしてないかな」と気づいていくと，値引きから少しずつ自覚的な行動がとれるようになり，オープンなコミュニケーションのしかたがわかってくる．

確かに，実際「悪いことを言ってしまい，明らかに相手を傷つけた」という時もある（そういう時はひたすら謝る！）が，問題は，「言い方がまずかったかな」とか「相手を傷つけたのではないか」とあなたが漠然と懸念を感じる時

だ．こんな時は「今の私の言い方，あなたを傷つけたかしら？」と，勇気を出して確かめよう．あるいは「ごめんなさい．あなたを傷つけたみたいね」と，そのことばに相手がどう反応しようと，とりあえずあなたのできる受け答えを続けていくしかない．そうやって確かめておかないと，長時間引きずってしまう．後悔したり自分を責めても，エネルギーのむだ遣い．ただし，話の流れの中で言わずもがなの一言を発してしまうクセのある人は，自覚して人の話を最後までよく聞くトレーニングをすること．いずれにしろ，自分のコミュニケーション傾向を知っておこう．それでも「しまった！」というようなことを言ってしまったら，過去と他人は変えられないのだから，言ってしまったことの非を認めて率直にわびる．あるいは親しい人に普段からお願いしておいて，注意してもらうなど，フィードバックを受けること．

■自己表現力を磨く

「自分の考えていることがうまく表現できない」「思いが伝わらない」「話すのが下手」と考えている人に限って，いかに自分は話せないかと雄弁に述べることがある．けれども，イザという時に自分の考えを話せなかったら意味がないのだから，やはり練習するしかない．自分の思っていること（思考）を相手に言うことと，自分の感じていること（感情）を表現できることを目標にしよう．1対1であれ，不特定多数相手であれ，相手に反感を買わずに問題解決を目ざすコミュニケーションができるよう，次のような訓練をお勧めする．

■自分の主張を論理的に話す訓練をしよう

事実やデータを使って自分の考えや主張の正当性を論証するのは，看護活動の中では不可欠．しっかりしたデータベースを基に看護過程を使っていくと，根拠を持って考えを整理して述べていける．情報収集能力や，集まった情報の中から意味を読みとったり発想する分析能力も，患者の具体例を取り上げてやっていくほうが訓練しやすい．すなわちカンファレンスの活用である．人の話をよく聞き，反応を返したり自分のことばで自分の考えを述べた

り(ほかの人の意見をあえて違った面から考えてみるとか,逆の発想をする),レポートを書く(文献を読む能力や書く能力が訓練される).このような経験を重ねながら,多様なものの見方や批判力を養うのだ.

以上のようなことを効果的に体験できるのがディベートやKJ法である.ディベートでは内容に関して論理的に展開されているか,資料,情報,データの有効性はどうかを指導してくれる助言者を得るほうがおもしろ味が増す.もちろんディベートそのものが相互にチェックをし合いながら学び合うことにほかならない.また,KJ法では技法をきちんとマスターしたうえで,図解の後に必ず各自で文章化すること.口頭発表にはない発想や学びができる.

■自分の感情を伝える訓練をしよう

誰かと対話する時,感情を伝えてみる.「驚いた」「うれしい,ありがとう」「困った」「いやだ」「つらい」「胸が痛む」など,自分の感じていることをことばにする.親しい人,あるいはあなたをしっかりありのまま受け止めてくれる人を練習台にするといい.まずは,相手の話をよく聞き「そうなの」と受けた後,自分の感じていることを自分のことばにしてみる.無理をする必要はないが,少しずつ試してみよう.感情は,「おいしい」「うまくやれた」「楽しい」などのいい感じと,「腹がたつ」「つらい」「イライラする」などいやーな感じの2種類.「私は悲しいよ」「私,ショック受けたわ」「あなたのこの計画,私ガッカリしたわ」など私(I)を効果的に使う(Iメッセージ)と,ネガティブな感情を伝える時もうまくいく.まずは,いい感じを伝えることから始めよう.

考えたことを話す(思考の言語化)ことと,感じたことを話す(感情の言語化)ことの違いがわかってきたらしめたもの.

ここまで述べたことを実践していくと,あなたはアサーティブ(assertive)になっていけるだろう.実際は,人の話に耳を傾けること1つとっても,決してやさしくはない.自分の価値観や作り上げてきた相手のイメージ(この人はきっと○○だぞ)や,その時のあなた自身の置かれている状況などによっ

て，話の受け取り方が違う．そのため相手の話すことを聞いていても，話を聞きながら解釈し，時には心の中で批判したりもしてしまうからだ．

このような自分に気づいていると，自分を変えることができる．私自身にとっても，それは今までの大きな課題だったし，これからも意識下において行動していきたいと思っている．そうすることが，他者との関係をよりスムーズに居心地のよいものにしていくからである．

さらに，あなたがアサーティブネス（自己主張）の腕を上げていくと，他者に操作されたり，後悔や先回りしての心配といった不愉快な感情から解放される．攻撃的な言い方をして後味の悪さを味わわなくてすむだけでも，どんなにいい気分だろう．

アン・ディクソンは，アサーティブネスの方法として，
①言うことを特定する．
②言いたいことを言い通す．
③相手の反応を受け止める．

の3点を勧めている(アン・ディクソン著，山本光子訳：アサーティブネスのすすめ-積極的自己主張-前向きに生きようよ女性たち！，44-50，柘植書房新社，1991)．

また，「No」が言いたいのに言えない，断るのが苦手，という人は，
①その瞬間の自分の反応に気をつける．
②「どちらとも言えません．もう少し詳しく話してください」と言う．
③余計な謝罪や言い訳をしないで断ることを練習する．
④対等でいる．
⑤長居は無用．
⑥自分の気持ちを正直に認める．
⑦遠回しの断り方をする．
⑧必ず確認する．

などを参考に(前掲書，73-87頁)．

「ちょっとタンマ！」と考える時間をとる方法は，無意識に「No！」と言うタイプの人におすすめ．よく考えてYesかNoか決めることができ，どちらにしろ自分がスッキリする．

■自己表現を妨げるもの

　意見であれ感情であれ，のびのび表現できない最大の理由は「恐れ」や「不安」だろう．恐れや不安は，1つの信号と受け止めて自己の行動チェックにも使えるが，それによって自己表現が抑制されることが多い．「こんなことを言うと相手を傷つけないか」と恐れて言わないことや「私の考えは間違っているのではないか」という不安で発言できない（しないという選択をしてしまう），といったことは誰しも経験する．自己表現しなかった結果さらに居心地の悪さ，いら立ち，不安定感，自己嫌悪といった，いやな感じを味わうことになるのだ．

　「人生脚本」(15-16頁NOTE参照)に気づいておくと，不安や恐れを認めやすい．「今ここ」の状況をとらえて不安や恐れを信号として活用し，どう行動するか選択するといいだろう．これらを理解するためには，『ナースのためのアサーティブ・トレーニング－さわやかに自分を主張する法』(メロディ・シェネバート著，藤田敬一郎ほか訳，医学書院，1994)を参考に，章の終わりの演習問題（特にⅠ－Ⅳ）にチャレンジすると，人生脚本について多くの気づきが得られることだろう．たとえば，「A．あなたが，アサーティブにかかわっていきたい人をリストアップして下さい．B．なぜその人たちに，アサーティブにかかわれていないのでしょう．C．まず，誰との間にアサーティブな関係を作りやすいでしょう．また，最も難しい相手は誰でしょう．」(前掲書，103頁)．

　ロバート・アルベルティらは，自己表現を妨げるものを，
①アサーティブになる「権利」があることを認識していない．
②アサーティブにふるまうことに対し不安や恐れを持っている．
③上手に自己表現するためのやり方がわかっていない．
と述べている（ロバート・E.アルベルティ，マイケル・L.エモンズ著，菅沼憲治ほか訳：自己主張（アサーティブネス）トレーニング－人に操られず人を操らず，東京図書，1994）．

　あなたはどうだろう．患者の人権を大切にするあなたが，自己主張の権利を自ら放棄しているのはおかしいと気づいたら，何から始めるだろうか．

NOTE

■ **あなたの「内なる声」**

あなたの内なる声を聞いてみるといい．「よくやった！」「いいぞ，その調子」といったほめことばが聞こえていればいいが，「なんてドジ！」「早くやらなくちゃだめ！やってもそんなやり方じゃだめ！」「どうしてできないの？ ○○さんを見てごらん」「それみろ．だから言わんこっちゃない」「だいたいお前は一度だってまともにやれたことがないんだ」等々の自分にイチャモンをつけるメッセージが多いという人には，『自分を変えるための悪漢退治の本』（メリー・グールディング著，深沢道子訳，同文書院，1988）がお勧め．

あなたの脳の中には育ってくる過程で様々な人物がしまいこまれている．そして，それら自分の頭の中に住んでいる人物の中には，勇気づけるメッセージを発信する人もいれば，ケチをつけたり混乱や後悔させたりして，パワーを失わせる悪漢もいるというこの本の考え方には，私も同感で思い当たることが多い．

カンファレンスの席について，患者の看護計画を検討しているとしよう．あなたが，新しい提案をしようと思い立ったその瞬間，あなたの中のおせっかいな批評家が「お前の意見なんて誰も聞いていないよ」「どうせつまらない意見なんだから，言うのはよしな」としゃしゃり出る．その声に耳を傾けた結果，あなたは発言しないメンバーになってしまう．慣れない処置をする時，「もしうまくやれなかったらどうしよう」と心配したり，「あの時，どうして手順を確かめてからやらなかったんだろう」と後悔して自分を責めたりするのも源は同じだ．「お前にはできないよ」「間違ったらどうするの」という声に反応しているのである．

成長過程で私たちの内部に住みついたこれら悪漢たちは，実は自分の養育者たちなのだ（「人生脚本」15-16頁 NOTE 参照）．

そうとわかれば，いつまでも従い続ける必要はない．自分に必要な情報はいただくが，あとは捨ててしまえばいい．

①自分の中の悪漢に気づき，②なぜその悪漢が自分に住みついたかを知り，③自分もほかの人の悪漢になっていないか振り返り，④悪漢の代わりに味方をたくさん作って取り込む，このようなステップで自分らしくのびのび生きる．これが，この本から私の得た考え方である．

感情処理能力を高める

　仕事の遅い人に対して，「あの人にはイライラするわ」と不満を感じる．あるいは気の毒になって，「その仕事，私がするわ」と手を出してしまい，「あ，またやった」といやーな感じを味わう．このように私たちは，ある出来事に出会った時，その出来事を自分流の受け止め（解釈をし），感情を味わう．

　感情（feeling）を味わうのは生きている証拠．だったらできるだけいい感じを味わうほうが幸せになれる．楽しい，おいしい，おもしろいといったことばで表現する時には，いい感じを味わっているはずだし，怒り，不安，後悔，緊張，嫉妬，悲しみなどの表現ではいやな感じを味わっている．あなたは勤務中どちらの感じを多く味わうだろうか．

　どのような感情を味わってもそれは自分自身のもの．あなたは生きているから感じるのだ．率直に自分の感情をオープンにしてみよう．抑えつけたり，無視したりしないで，あるがままを認め受け入れよう．そしてことばにしてみると，いろいろなことに気づくものだ．

　たとえば，いやな時には「師長さん，みんないやだって言ってますよ」と一般論的に言わずに，「師長さん，私はいやです」と言うこと．前述したように，「いやだ」と感じている自分の感情に責任をとった言い方（「自分に責任をとる表現」125頁参照）で，「私は」と言おう．「みんなが」とか，「人は」とか第三者のような言い方をしないことだ．自分の感情を正当化したり言い訳したり，他人のせいにしたりする必要もない．感じたことを認め受容する．それだけだ．否定的な感情を味わったからといって，それをよい悪いといった価値で評価をしないことも大切である．

　どのような感情であれ，自分のものとして味わい受け入れることは自己信頼を育てる．自由でオープンであれば，他者との関係も深まる（相互信頼）．自分の感情に気づけば，他者の感情にも気づきやすくなるし，「今ここ」での気づきも広がる（これは対人の感受性）．

　時には傷ついたり，人を傷つけたと後で気づくこともあるが，だからといっ

て，何も言わず何もせず，自分の感情を閉じ込めていては，人間関係が育つはずはない．人と親しくなりたいのなら，自分から本音のところを分かち合っていくリスクを負わねばならないのだ．いやな感情を味わったら早くピリオドを打とう．心のギアチェンジが大切だ．

■批判された時の対処法

　誰でも批判されたり非難されることには弱いし，怒りや不安の感情を味わうことは多い．相手の言っている内容を検討する以前に，グサッと胸に感じ，次に怒りや不安で反応してしまう．すぐ立ち直れることもあるが，かなり尾を引くこともある．自分自身の立ち直り方を振り返ってみるとなかなか興味深い．気分の悪さを一瞬でも味わったら，その感情に早く気づいてチェックしてみるのだ．

　場合によっては，人格を否定されたり批判されたと無意識に受け止めてしまっていることもある．すると怒りや不安を感じるのは当然．そんな時は相手もまた無意識に「あなたは……だ」と言っていることが多い．自分のことは棚に上げて，人を責めるクセの人は自分のやりとりが相手にどんな影響を与えているか気づいていないものなのだ．「あなたは……すべきなのよ」という頭ごなしの言い方や，「……よ」と断定したり，批判的態度で白黒はっきりさせようと迫られると，誰でもムッとする．コミュニケーションが途絶えたり，人間関係がうまくいかなくなるのは間違いない．

　そこでまず，自分が他人に頭ごなしや批判的態度で臨んでないか振り返ろう．気づきを広げ，行動を変えていこう．さらに積極的に他人の批判にさらされた時の対処法を練習してみよう．

・批判されたと感じたりグサッときたら，一呼吸．感情的な声にならないようコントロールする時間を稼ぐ．

・相手の言い分にしっかり耳を傾けよう．これにはエネルギーがいるが，ここが我慢のしどころだ．始めにグサッとくるのは，相手の「あなたはいつも……だ」「あなたってしょっちゅう……よ」のような一般的な表現にやられてしまうからだ．本当にそうかな，いつもわがままかな，いつも報告が遅い

かな，しょっちゅう遅刻するのかなと考える．すると思い当たることもあるのだ．たまにはわがままだった，あの時は報告が遅れて迷惑をかけた，遅刻は3度した，といったことがパッと頭をかすめる．そしてグサッときてしまう．ここをこらえて次へ進む．

・当たっている非難や批判には，「そうね，思い当たることがある」「ありがとう，気をつけます」と穏やかに返そう．くれぐれも感情モロ出しの声や表情にならないように，あっさり言うのがコツ．くどい言い訳など間違ってもしないこと．あなたは理由を説明するつもりでも相手は言い訳ととるから，さらに3倍くらい言われたり時間をとられることを覚悟しなければならない．

・「じゃ，どうしたらいいのかしら．教えて」「気をつけたいので，あなたがそう感じるのはどういう時か教えてください」と相手の意見を積極的に引き出す．

・相手の感情を繰り返して言う．このやりとりから，あなたなりに次の展開ができるように．

・相手の見方は一方的で誤解していると思い反論するなら，勇気を持って最後まで言おう．落ち着いた声で穏やかに，相手が聞いてくれているか確かめながら．

・ああ言えばこう言う式のやりとりになったらストップ．「じゃあお昼にもう1度話し合いましょう」などと，次回に結論を持ち越す．

・怖い（とあなたが感じている）先輩に非難された時は，「そうですか．気をつけます」と短く言って，できるだけ早くその場を離れる．相手がくどくど言う時は，覚悟して（怖がっている自分に気づいて，その感情を受け入れる），相手の目を見ながら（怖い時は相手のどちらか一方の目だけ見ると耐えられる）よく聞く．口をはさまないで．そのうえで「先輩のおっしゃりたいのはこういうことですね」と明確にし，あなたの言い分があれば，たとえば「私の判断した理由を聞いてください」と前置きして意見を述べよう．相手が受け入れないとしても，先輩にきちんと言えた自分を大いにほめ，ねぎらうこと．

・相手の言っていることに敵意を感じたり，捨てゼリフだなと感じた時は，

「先輩の気持ちやおっしゃりたいことはわかりました．ところで，私の言いたいことはわかってもらえましたか」と確かめよう．場合によっては確かめずに，あっさりその場を去るのも手だ．捨てゼリフを聞いた時はとりあわないのがよい．「どうぞお好きに」と心の中で言うくらいでピリオド．

・最後までごちゃごちゃして，あなた自身お手上げになったら，師長さんか聞く耳を持っている先輩に入ってもらって，3人で話し合う手もある．

アドバイス　リーダーに必要なのはゆとり

「よいリーダーはよいメンバーだ」と，私は先輩に教えてもらった．リーダーとなる人は「集団活動の中で多くの貢献をするメンバー」だといえる．

リーダーは自分から語りかけたり，提案したりと活発にコミュニケーションをとっていき，他者の意見に耳を傾け情報をもらう．メンバーの意見を十分引き出し，合意を取りつけていく．他者の意見もよく聞くが自分の意見も活発に表明するし，集団の目標達成のためのアイデアや課題を作り出してメンバーを巻き込んでいく．集団の課題に意味や価値を見いだし，メンバーを説得もする．また，違った意見，多様なものの見方，価値観の違いから，メンバー間に対立や葛藤が生まれれば，それを建設的に処理し統合して目標達成のためのパワーとしていくのだ．

こう書くと，またあなたは「私にはムリ．だからリーダーに向いていない」と反応するかもしれない．まあここまで完璧にできなくてよい．リーダーのあるべき姿程度に考えてほしい．

リーダーシップというものは，他者との関係のプロセスの中で，あなたが他者に影響を与え，目的・目標を達成していけるかどうかなのだ．

あなたの得意な分野の仕事をする時には，心にゆとりがあるから年上のメンバーにおびえることもないだろう．同様に，あなたと関係が良好なメンバーになら，心にゆとりを持って「すみませ〜ん，手伝ってください」と，簡単にSOSを発することもできるはずだ．しかしゆとりがなければ，ろくなことにはならない．たとえば「手伝ってと言うと，きっといやな顔をされる．そんな顔を見るくらいなら，自分でやったほうがいいや」と思ってしまう．もしかするとそれだけではすまずに，「でも，なんか腹が立つ．この私の手伝ってほし

い状況に気づかないなんて，鈍感！」と，さらに心のゆとりをなくすことになりかねない．

　また，知識がなければメンバーに助言することはできないが，そんな時には「こんな時どう判断すればいいのか教えてください」と，先輩に尋ねたりカンファレンスにかければいい．こういう行動は，自分は何を知り何を知らないかがわかっていないとできない．そのうえで「教えてほしい」という自己表現が必要なのである．その場合も「相手の自己表現を妨げないで聞くこと」が大事になる．いずれにしろ，心にゆとりを持つことが柔軟な対応を生む．

役割を自覚し，役割分担に柔軟に対応する

　「今ここ」の状況をよく見てよく聞き，メンバーがどうしているかなどに敏感であると，状況に気づきやすくなる．さらに，自分の感情に気づいたり，自他の関係や周りの人たちが自分に期待していることに気づいていると(要するに，いろいろなことにどんどん気づいていくのだが)，「今ここ」での行動の選択肢は広がっていくので，結果として柔軟さがさらに増す．だから必要ならリーダーになるし，必要ならメンバーとして，またパートナーとしての役割がとれる．言うべき時と黙る時を選択する．今自分は何者かを自問自答して，必要な行動をとる．行動しながら，相手の反応をよく見ていく．そしてそこから情報をキャッチする時には，思い込みはしない．決めつけもしない．「こうかもしれない」程度のとらえ方で絶対とは思わない．マイナスの予測や決めつけはしない．

　このように，その状況にどんどん気づきながら流れに添っていくとよい．チームリーダーをしないといけない時も同じだ．年が若く経験も少ない自分がリーダーで，キャリアのある先輩がメンバーという時など，この役割分担が柔軟にできるかどうかが大事．ものが言いにくい，指示しにくい，頼みにくい，といった気持ちを味わいやすい人は特に，役割が果たせているか，役割分担するとはどういうことかを，明確にしておくと助けになるはずだ．

■ 役割の明確化には

　次のようなポイントで対処していこう．
・役割は自覚することが大切．今日私はチームリーダーだと，自分に言い聞かせよう．
・業務は定型業務と非定型業務の両方を，決められた時間内に遂行しなければならない．メンバー1人ひとりの能力を把握して，ムリ・ムダ・ムラを避けて業務分担していく．平等に均等にとよく言う人がいるが，1年目のナースも5年目，10年目のナースも仕事量は同じという考え方には，先にも述べたが私は賛成しない．そもそも看護は，均等に仕事を分けるということはできないのだ．だから能力に見合った仕事量を分配し合い，自分の業務をまずやり遂げ，なおかつメンバー同士助け合わねばならない．このような状況の中で，リーダーのあなたは，誰に何をしてもらうかの判断役であり，この人に頼もうと決める意思決定役であり，この仕事をいつまでにお願いしますとメンバーに働きかける業務命令役，あるいは依頼役なのである．
・業務を進める中で予測しなかったことが起こって，どんどん時間が経過してしまった．こういう時，隣のチームに応援をお願いして切り抜けたい．この場合，あなたは他チームリーダーとの交渉役となる．
・仕事を進める中で，後輩の記録が十分書けていないなぁと気になった時は，直接「これはどうなっているの」と尋ねる確認役になること．この人はどうも記録するための情報がしっかりとれていない，少し指導が必要だと判断すれば，折に触れ助言指導役を引き受けることになる．いつも見てあげられないなら，ほかの先輩に頼んでおこう．「彼女は記録が十分書けていません．時々見てあげてくださいませんか」このように依頼するあなたは，立派な後輩育成役だ．
・新卒ナースの浮かぬ顔が朝から気になっている時は，「何かあったの？」と一声かけてあげよう．悩んでいることがある，と言われたら「わかった．仕事すんだらゆっくり聞かせてね」と．こう答えられれば，あなたは相談役かカウンセラー役を引き受けようとしている．
・同じキャリアの同僚が「患者さんと行き違いがあって，怒らせてしまった」

と落ち込んだ顔で報告してきた．リーダーとしては彼女のことも，怒っているという患者さんも放っておけない．「何が起こったのか，事情を聞かせて」とまず情報収集役になる．説明を聞いたら「わかった．とりあえず私が患者さんと話してみましょう．その後でもう1度善後策を話し合ってみましょう．必要ならカンファレンスを開いてもいい．あなたもあまり落ち込まないで，元気出してね」と励まし役に．そして調整役かナースと患者さんの間の仲介役としてこの問題に介入していく．もしその事件がチーム全体にかかわるようならカンファレンスへの問題提起役となる．その後すぐにリーダーとして患者さんのベッドサイドへ急ぐ．患者さんと話し一件落着となればよし．そうでなければ問題解決に向けて頭を働かせよう．それから患者さんをゆっくり観察し，1人のナースとして腕前を発揮するケアの必要性に気づけば，リーダー役だけではなくナースの役割としても接していくことになる．

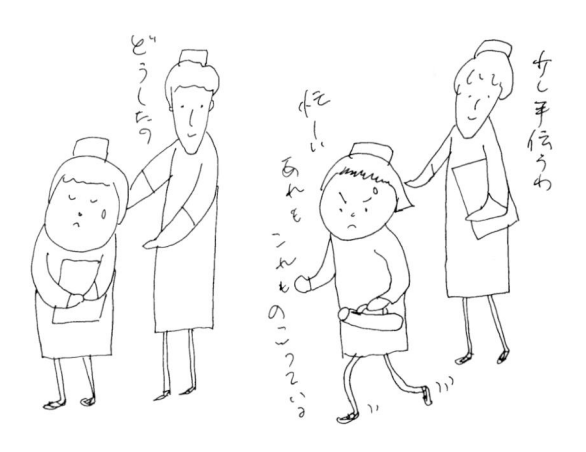

問題解決能力

　だれにでも問題解決能力はあるが，リーダーに必要なのは問題意識だ．少し先を見ながら予測して行動できる人は問題意識が高く，解決法を創り出していけるリーダーと言える．問題意識の高い人は，問題を提起したり率先して解決に当たり，ほかの人を効果的に巻き込んだりというような行動をとっていく．問題意識は課題を達成しようとする意欲や責任感から生まれるし，どんな看護をしたいかという理念がしっかりしていることが重要になる．起こったことに対処するだけでなく予測して行動できるリーダーのほうがゆとりがあるのは，いうまでもない．

　病棟の事情によっても違うが，キャリア5年目以上のナースは，師長さんや主任さんを助けて病棟運営を支えるリーダーシップを発揮してほしい．

　チャレンジする気持ちのある人は，西元勝子先輩の現状分析データベース(**表4**)から，あなたの部署の課題を見つけてみよう．つまりあなたの問題意識を高めるために，あなたの所属する看護チームの診断をしてみるのだ．必要なデータベースの項目を自分であげてみるのでもよい．現状分析データベースを使って，実際どれだけデータを把握しているか記入してみよう．もちろん，すべての項目でなくてもかまわない．

　出来上がった情報シートは何度も読んでみよう．あなたの心が動いたら，どんなことでもいいのでどんどんメモを取る．あなたの心をのびのびさせた状況でメモをしたり，データを読んでみたりするといいだろう．「ン？」とか「アレ？」「う〜む」といった感じをとらえてみることだ．このような姿勢を持っていると，師長さんや主任さんを支えるリーダーシップを開発できる．

表4 看護チームの問題解決に必要なデータベース
（一般急性期病床の病棟データベース）

1. **病院・施設の概要に関するデータ（看護部で総括して提示したいデータ）**
   1）病院・施設の概要
      ①病院・施設名　②総合病院・専門病院・精神科病床・感染症病床・亜急性期病床の有無・救急告示病院・特定機能病院・災害拠点病院　③定床数・平均ベッド稼動率・平均在院日数　④看護単位別看護職員数・夜勤体制・新卒ナースの免許と数・ナースの平均年齢　⑤新看護体制・夜間看護加算状況　⑥看護単位別看護方式
   2）病院・施設の理念，看護部の理念・看護部の課題

2. **病棟の患者に関するデータ**
   1）定床数・診療科とベッド数（混合診療科の場合は患者の多い順に％で）
   2）平均ベッド稼動率，平均在院日数
   3）患者の移動（入院―予約・緊急・時間外・夜間，退院―自宅・転院・死亡，転棟・転科，転室など）
   4）高齢者の割合（高齢者の設定・例80歳以上など），小児は新生児・乳児・幼児・学童の割合，男女の割合
   5）疾病の種類と割合（上位5項目）
   6）障害の程度（看護度別割合，セルフケア不足度別割合，認知症・不穏者数，移動障害者数，車椅子使用者）
   7）治療（手術・化学療法・酸素療法），処置（分娩・IVH・点滴注射・褥瘡皮膚処置など），検査，患者教育，カウンセリング，リハビリテーション
   8）通院・入院患者の居住地（病院からの距離・交通手段）

3. **職員に関するデータ**
   1）ナース：免許・性別・経験年数（免許取得後と現在の職場の年数）・専門教育課程・乳幼児・高齢者の家族の有無，新卒ナースの数・移動ナースの数
   2）ナース以外の職員数（必要なら経験年数）
   3）ナースの勤務体制（日勤：平日・土日休み，夜勤：2～3交替勤務時間・夜勤者数）

4. **職場の構造・設備・備品・消耗品**
   1）病棟・外来・透析室・ICUの平面図／スペース（多床室・個室・スタッフステーション・トイレ・手洗いシンク・処置与薬準備室・カンファレンスルーム・談話室面会室・休憩仮眠室・器材物品庫・リネン庫・廊下の幅および長さ・セントラルパイピング酸素吸引設置など）
   2）患者のベッドの種類と数（電動ベッド・手動ギャッチベッド・付属備品など）
   3）トイレ（便器の種類・数，車椅子用トイレ数，ウォシュレット，手洗いセンサー）
   4）ME機器の種類と数（輸液・輸注ポンプ，呼吸器の種類と数，心電図モニター）
   5）パソコン・PHS・TEL・FAXの有無と数
   6）消耗品の種類と数（防水シーツ，便器尿器，テープ類，リネン類）

(つづく)

表4　看護チームの問題解決に必要なデータベース（つづき）

5. 院内中央システムに関するデータ（看護部で総括してチェックする）
    1）ハウスキーピング
    2）リネン類の集配管理
    3）薬剤の発注受領・在庫管理
    4）滅菌物品の発注受領・在庫管理
    5）消耗物品の発注受領・在庫管理
    6）給食科に関すること・発注〜残飯処理まで・選択メニュー・食事指導
    7）検査・手術に関する業務基準
    8）ME類の提供保管管理
    9）入退院業務基準
    10）ソーシャルサービスやカウンセリング部門の業務基準
    11）継続医療・継続看護部門の開設
        例：訪問看護部・看護相談室・外来総合案内・療養型病棟・老健施設・グループホーム
    12）チャートの中央管理基準
    13）リスクマネジメント部門
    14）遺体搬送システム・死後の処理
    15）医療情報開示・インフォームドコンセント・クリニカルパス患者用の基準などの有無
    16）付添・面会・外泊・外出などに関する規定および現状
    17）ベッド管理システムの有無
    18）オーダーリングシステムの有無
    19）看護支援システムの有無
    20）電子カルテの導入の有無

6. 看護の質に関するデータ（看護部で総括して現状分析する）
    1）看護方式
    2）看護基準手順の整備（共同業務の整備・技術トレーニング状況）
    3）看護記録の基準・記入モデルの整備と記録監査状況
    4）医療事故や患者・家族の苦情に関する分析・対策・評価とスタッフ教育
    5）看護研究・看護レポートの発表
    6）認定看護師・専門看護師の数と活動状況
    7）地域社会との連携看護活動（地域医療連携体制）

（西元勝子ほか：固定チームナーシング　第2版，27，医学書院，2005）

目標設定と達成能力

　チームやグループで活動する時には，必ず目的（ねらい，目ざすもの：抽象的な表現になる）と目標（課題：具体的・実際的で一定期間内に達成が可能なもの）がある．固定チームナーシング方式なら，年間のチーム目標がある

うえに，日々のチームの課題を達成していくので継続性が出てくる．
　日替わりでチームナーシングを進めている病棟では，年間チーム目標がないので，なおさら日々の課題をメンバーが明確にし，共有することが大切だ．つまり患者個々の計画と全体で遂行しなければならない業務をはっきりさせることである．
　ところが看護計画は「難しい，立てられない」などの声をよく聞く．看護計画とは何かが理解できていなくて，立案の方法を知らなければ，看護計画を立てることはできない．しかし方法は知っているのに立てられないという人は，本当は看護計画を立てようとしていない（忙しいからなどと言う）のかもしれない．あなたはどうだろうか．クリニカルパスや標準看護計画は活用しているだろうか．
　何人かの先輩ナースは，次のように言っている．「看護計画は，看護過程の展開という問題解決技法の一部としての看護行動実行プランなのだから，まず看護過程の概念を把握しよう．そのうえで，あなたの最も気になる患者を1人取り上げて，まずデータベースからスタートしてみよう．今あるその患者の情報を，たとえばゴードンの枠組みで整理してみる．不足している情報，あいまいな点に気づいたら，患者，家族，医師，仲間のナースや師長さんに尋ねて，患者のデータを充実させることから始めてみよう．後は師長さんか先輩ナースに助言してもらいながら，とにかく1例から看護計画を立ててみることを勧めたい．標準看護計画やクリニカルパスという便利な道具はどんどん使うこと．」

■標準看護計画を使おう

　「重症患者をたくさん受け持たないといけない病棟は，標準看護計画は必須です．個別の看護計画をゼロから立てていくと時間がかかり，しかもできたものがスタンダード以下，というのは残念なこと」とある先輩ナースは言い，次のような標準看護計画のポイントを助言してくれた．
・新卒ナースに患者個別の看護計画作成と言っても，疾患もよくわかっていないのに，要求するのは無理がある．

- 新人が多い時は，これを使いなさいというもの(標準看護計画)を準備しておく．
- 標準看護計画を使う目的をはっきりさせておく．ベテランナースが多いところや，ゆっくりケアのできる余裕のあるところは必要がない．どういう患者，どういう力量のナースなのか，という病棟の事情によって必要か否かを決める．
- 標準看護計画を作った時の参考文献をあげておく(根拠としたものがはっきりするし，自己学習ができる)．
- 疾患とケアをドッキングさせていく．問題解決のために標準看護計画を活用していくことを忘れないこと(個別の看護計画の立案は，標準看護計画を個人の情報に合わせて修正，追加，削除することだ)．
- 看護介入の理論的根拠がきちんと言えるか．なぜこのことが有効なのか説明できること．

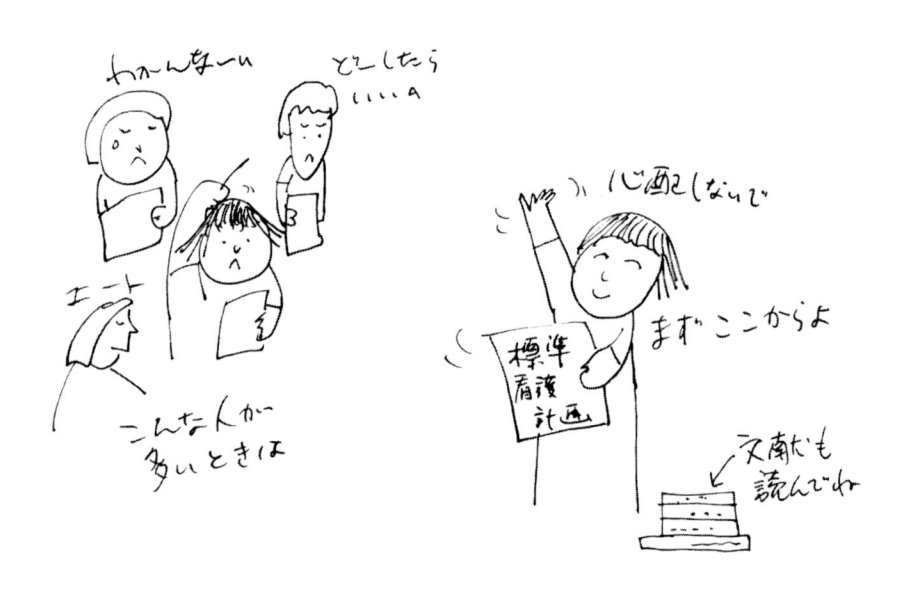

■後輩育成

　ある看護部長は，看護計画を後輩に教える時のことを，次のように助言してくれている．

・新卒ナースや学生に手順で教えてしまわないこと．たとえば，痛みのある患者に対して「どうするか」を教えてしまいがちだが，「なぜか」「何のためにするのか」を教えることが大切．つまり「なぜ，なでたりタッチングするかというと，神経のゲートが開くので痛みが緩和されるし，またそばにいることで心理面からも安心するから」というようにである．

・標準看護計画を使うと，こういう疾患の人はだいたいこういう経過をたどる，今何が起こっている，危険性はこの辺にあると予測しておこう，などと全体的にとらえることができる．予防的にどう動いていけばいいのか見通しも立ちやすい．

　「問題は5つあるけど，今は1番目の問題に介入しているのよ．あと4つは予防的に介入してね」などというように伝えよう．

　後輩ナースに看護計画立案を助言，指導する時には，自分が得ている情報をどんどん出し，相手からも引き出していく（データベースを充実させる）．そして，解決方法をしっかり話し合う．原因がはっきりしていないと援助法は出てこない．話し合いの中から何かが生まれたら，その場で相手（受け持ちナース）にすぐ書くことを促す．そしてそれが評価や観察のできる表現になっているかどうかに気をつける．

■新人を迎えて

　新卒ナースや，キャリアのあるナースがローテーションで職場に入ってきてチームの一員となる時，先輩として（その部署でという場合も）1人ひとりを受け止め，かかわり，リーダーシップを発揮しよう．

　兵庫県立がんセンター（以下，がんセンター）では採用の決まった新卒ナースへの就業前研修を，2007（平成19）年度は3月1日に行なった．これは病

院見学と病院の動きをイメージしてもらうための準備研修である．講師には卒後2年目ナースや教育委員，3児の母親でもある先輩ナース，認定看護師などが選ばれる．

　この研修にはさらに前段階がある．それは新卒ナースを受け入れる病棟ナース，先輩ナースのための研修だ．この時のプログラムは「最近の新人とは」「どんな教育課程で学んできたか」「がんセンターの教育方針」など．自由参加の研修会だがベテランナースの参加も多い．

　がんセンターでは次のように新卒ナースの教育を進める．
①1日8時間をどう使って仕事をしているか，1人の先輩に1人の新卒ナースがくっついて歩いて学ぶ．
②受け持ち患者はすぐつける．
③最初の3か月，夜勤には入れず日勤をしっかりマスターしてもらう．
④6月に夜勤研修を行なう．
⑤3か月後，夜勤を始める．

　このやり方で2007年度は中途退職者はいなかった．もちろん固定チームナーシング方式で新人を育てている．

■新卒ナースはチームで育てる

　新卒ナースが入職してからの数か月の状況は，①物品の定位置がわかっていない，覚えきれていない，②状況がつかめない，③技術がたどたどしい，④助けてほしい，教えてほしいとオープンに言える人間関係が作れていない，といったところだろう．このような後輩たちの1人ひとりをよく観察し，つまずいたり，困ったりしていないかどうかを把握しておこう．その事実やデータから，どういう援助をしていくのかを先輩たちとも話し合い，1人ひとりの教育計画を立ててチーム全体で支えていくことが大切だ．そこで，次のようなことを心にとどめておこう．

・自分よりも年上であっても，逃げ腰にならない．
・チームの一員となるために，集団のルールや規範を受け入れるように働きかける．意思に反して配属されてくる人には，できるだけ早く気持ちを切

り替え，自我関与(コミットメント：あることにどの程度個人的意義と重要性を与えているかを示す用語)していくように，チーム目標を示し，その人の看護観に関心をもって聞くなどの働きかけをする．
・新人に期待される行動をはっきり示し，適切な行動と不適切な行動をフィードバックしていく．あいさつや時間を守ることなどがこれに当たる．病棟のルールをみんなで話し合って決めておくのもいい．
・新卒ナースには，学生から職業人への切り替えが速やかに行なわれるように援助する．特に入職時の受け入れが大事．十分な準備(物品の定置，定数，手順基準，各勤務帯業務などの再チェック，新人オリエンテーション計画など)をするだけでなく，人間関係づくりの準備としてエルダー制やプリセプター制(151-155頁参照)などをとる施設も増えている．
・新人が初めてする処置の場合は，「できますか」と声がけするだけでなく，最後まで見届ける．正確な手技か，物品の準備から後始末まで手順どおりにできているかをよく見て，正しくできれば口に出してほめ，できなければ責めずに「1つひとつ覚えていきましょう」と励ます．あなた自身がモデルとなってやって見せるものいいし，ほかの先輩ナースの処置を見せて説明するのもいい．

■**新人を育てることば遣い**

次に新人にかかわる際のことばの遣い方をあげてみよう．
・「科学的根拠は？」などと聞かず，「排泄のメカニズム，文献で調べてみようか」「この患者の嚥下の状態，説明できる？」と具体的に尋ねてみよう．
・「勉強してきなさい」と突き放さず，何を調べてくるのかポイントを助言したり，参考文献を開いて一緒に読んでみたり，資料コピーを見せてあげたりしよう．
・「患者を見てきなさい」と言われただけでは何も見えない新人もいる．相手によっては「こういう点をよく見てきて」「握手してみると握力がわかるよ．肘の可動域も調べてみてね」という必要があるかもしれない．
・「質問をしない」「わかっているのかわかっていないのかも，わからない」と

嘆くより，あの手この手で新人の状況を判断しよう．
・「まとめて言いなさい」「何が言いたいの」などと問うと，新人は追いつめられた感じがする．その結果は沈黙．またもやあなたは，心の中で舌打ちしながら「どうすりゃいいの」と無力感を味わってしまうだろう．これを繰り返していると，あなたは新人が嫌いになり「この人がいなければ平和なのに」とぐちをこぼすようになってしまう．そうならないように，質問は1回1回じっくりと．

■**指導の際の心がまえ**

以上のようなことを踏まえて，指導する時の心がまえをまとめてみると，次のようになる．
・あれもこれも1回に教えようとしないこと．1つひとつ，コツコツモードで．
・看護の理念，根拠となるもの，看護のスキルを伝えるために，前段階としてコミュニケーション・スキルが必要．まず相手との人間関係をつくることから．
・新人なりに意見をもっている．ヘマをした時でさえ，何か考えていてそうしたのではないかと考えると，まず聞く耳をもてる．
・コーチ（プリセプター）として学んでほしいことがあるのは当然だが，相手の学びたいことをまず聞いてみよう．やってみたいことはないだろうか．
・学習がおもしろいと思うための仕掛け（物品，相手の能力に合わせて作る資料，視聴覚教材）の活用．
・コーチ（プリセプター）のかもし出す雰囲気は相手に影響する．コーチ（プリセプター）会議を開いて計画を立てたり，指導する時の悩みを分かち合うことも大切．
・個人の進度に合わせた計画づくり．変更も柔軟に．いつも現状分析から始めて計画立案へ．
・日常の看護活動の中で教え，評価し，フィードバックする．
・肯定的なメッセージを中心に．

・上手な発問を工夫しよう．相手にわかる問いを（何を求められているか理解できないと答えられない）．
・対象者自身が目標設定に参画できるとより動機づけられる．目標は高くも低くもできる．
・サジを投げない．繰り返し繰り返しを忘れない．
・他人任せにせず受けて立とう．自分もかつて先輩の世話になったのだから，気持ちよく指導援助を引き受けよう．
・1人で何でも抱え込まないこと．先輩や師長との連携が効果を上げる．
・基本をしっかりと教え，崩した形を先に教えたりしないこと．ただし，教え方は型にはまらず，相手のレベルに合わせていろいろ工夫しよう．新人が3人いれば，3通りの教え方が必要だ．
・新人にも学ぶべきところはあるはず．先輩風を吹かせず，また自分自身の能力以上の背伸びも不要．ありのまま，そして誠心誠意接しよう．

■エルダーという名のリーダー

　新卒ナースはすぐ上の先輩（卒後2年目）を頼るのは当然だ．大先輩よりもすぐ上の先輩のほうが話しやすく，聞きやすく，確かめやすいからだ．あなたが先輩の立場なら，受けて立って力を貸してあげよう．困っていないかこちらから声がけしてあげるのも親切だ．後輩の1人ひとりに関心を持とう．その際，聞くことと反応を返すことをまず行動に移してみるとよいし，実践の場で指導してあげるのが，最もわかりやすいだろう．

　さて順次指導（イギリスで始まったチューター制や薩摩の郷中教育）の考え方を，制度化したのがエルダー制度である．日本でも明治末期の紡績工場では，若い女性工員さんのために「お姉さん制度」というものがあったそうだが，それと似ており，最近はプリセプターという言い方のところも増えてきた．どのような名称であれ，この人たちに何を期待しているのか，目的が明確であればよい．

　初めてエルダーを計画的に訓練し育成したのは，おそらく兵庫県立塚口病院だろう．1975年度頃，当時の看護部長さんから私は，「若いナースにリー

ダーシップを身につけてもらうよい方法はないか」と相談を受けた．企業では先輩が後輩の面倒をみるエルダー制度（集団就職の歴史とつながっている）が，結局先輩の成長にも好影響を与えているから，それを取り入れたらどうかと提案し受け入れられた．エルダー制度は後輩のためになるのはもちろん，先輩にとってもリーダーシップを学ぶことになるリーダー訓練の方法としてスタートしたのだ．その後プリセプター制度が導入されてきた．これもまたプリセプティにとって役立つのみでなく，プリセプターの成長にもつながると考えられている．

　エルダーの役割は，以下の4つである．
①新卒ナースが学生から社会人になり，組織の一員として職場に早くとけこめるよう援助する．職場の入口で到着を待っている小先輩(年齢も近い)．
②看護の基本的な知識やスキルが習得できるよう援助する．
③ストレス状態になったときの相談役．リアリティショックを乗りこえ専門職としての態度を醸成していく伴走者．
④エルダー活動を通してエルダー自身の自己啓発，リーダーシップを育成する．

■**プリセプターに選ばれたら**

　まずまわってきた役割を引き受けよう．あなたも先輩に初めて出会い，手をかえ品をかえ理解できるまでつきあってもらい，悩みを聞いてもらいながら成長し今日があるはず．今後はその役割を受けて立とう．先輩に導かれた時に，どんな時いい感じがし，どう言われると落ちこんだのか，思い出すのもいいだろう．その経験を今に使おう．

　引き受けるからには楽しくやりたい．とりあえず不安になるのはどんなことだろう．書き上げてみるのをお勧めする．あるいは，プリセプターになった仲間と「今どんなことが不安か，気がかりか」について話し合うとよい．みんな同じことで悩んでいるなら，協力して乗りきっていけることはどんなことだろう．「何を教えるといいのだろう」という人は所属部署の現状分析から始めよう（「現状分析」については162頁参照）．事実やデータで職場や患者の

全体を把握すること．そこから考えると新人が働くために必要とする能力がわかってくる．

次に，配属される新人はどんな能力をもっているだろう．「何も知らない，何もできない」，という見方から視点をかえ，「あいさつはできる」「足浴はできる」と，できることの方に注目するのはどうだろう．そうすれば，「このような足の人には，このような足浴の工夫がいる」と指導して次のステップに進むこともできる．必要な能力と新人が今もっている能力の差を埋めるのが教育やトレーニングなのだ．これはアドリブではダメ．計画的に段階を追って進める必要があるだろう．

「もっと知りたい，もっと上手にケアがしたい」という思いの土台になるのは患者への関心だと思う．プリセプターのあなたが関心を寄せている患者の全体像を紹介しながら一緒にケアをするのも，何かを学んでもらうチャンスになる．清拭ひとつでも，認知症の患者さんの名前を呼び，「気持ちいいですか」と声かけしながら手ぎわよくやってみせれば，そのすべてを新人は見，聞き，感じると思う．あなたが患者にベストを尽くしていれば新人には伝わる．あなたは新人にとっての看護のモデルになっている．また，あなたの心に残っている患者のエピソードをイキイキと語ることはあなたの看護観を伝えることになる．

教える内容に自信がない時，周りの先輩にSOSを出せるのはよいプリセプターだ．教え上手の先輩に「出番です」と声をかけ助けてもらうこと．「一緒に教えてもらおう」と新人に声をかければよい．すべて自分が教えないといけないと思わないこと．教えるためには知識やスキルが要るので，折に触れ，疾患とその看護のおさらいやME機器の使い方の確認も必要なのはいうまでもない．

何を教えるか(内容，項目)は明文化し，いつまでに，担当は誰々，と計画できるが，どのようにかかわるかはあなた次第．あなたらしく(「逃げない，避けない，真正面から向かい合う」という呪文を唱えることが必要なときもある)しかかかわれないので，このハンドブックのあなたの見る目を養うのに役に立ちそうなところも活用してほしい．

プリセプティは1年間は辞めさせない．しかし辞めてもあなたの責任ではない．「いろいろなことがあるのだ」くらいに考え，自分を責めないことだ．
次の5つを唱えよう．
① 他人任せにするな．
② 1人でするな —— SOSを出す，チームで支える．
③ 型にはめるな —— のびのびを目ざそう．
④ サジを投げるな．
⑤ 自分らしさで相手のその人らしさを大切に，ナースとしての一定の水準を目ざそう．

■ プリセプターの行動

プリセプターに選ばれた人たちのレポートを引用させてもらおう．どんな行動が有効かわかる(情報提供：国立病院機構 岩国医療センター)．

◆プリセプターとして，自分が新人ナースの時にどのようなことに不安を感じていたのかを振り返りながら，プリセプティになるべく声をかけるようにし，不安や疑問に感じていることを聞き，相談に乗るようにしました．また，新しい看護処置・検査がより多く体験できるように部屋割り・業務分担をしていきました．
　新しい処置に対してもプリセプティの不安がないように，事前にマニュアルを見て一緒に手順を確認し，なるべく同席するようにしました．看護処置で自分もあいまいな場合は，先輩ナースに相談しながら，プリセプティと一緒に学びを深め，チーム全体で教育をしていくようにしました．院内研修だけでなく，院外研修にもプリセプティを誘って一緒に看護知識を深めるようにしました．
◆プリセプティと勤務が一緒の日を探し，その日までに，新人チェックリストを記入してきてもらいました．その新人チェックリストをもとに，1つひとつ確認しながら行ないました．新人チェックリストを用いることで，プリセプティも自分は何がわかって，何がわからないのかが明確になっているようでした．わかっている内容に対しては，本当にわかっているのか，間違って覚えていないかなど，質問を混ぜながら確認していき，わかっていない内容に関しては一緒に確認し，ただ教えるのではなく，なぜそうするのか．ということも含めて，

指導しました．

　また，まだ行なったことのない手技などに対しては，今後行なえるよう，機会があれば優先して行なっていけるように，チーム員に声かけを行ないました．
◆プリセプティ自身から話しかけてもらえるように，業務以外の時にも話しかけるようにしました．たとえば，休憩室で一緒になった時，わからないことはないか聞き，コミュニケーションをとりました．また，できるようになったことはほめるようにしました．

　自分から話しかけていったことで，プリセプティからも話すようになり，わからないことも自分から聞いてくるようになりました．また，先輩方に相談したことで，処置やケア時にプリセプティに積極的に声をかけてもらえるようになり，経験する機会が増えていきました．そのため，プリセプティが前に比べ，点滴介助などでスムーズに介助がつけるようになったと思います．また，業務内容だけでなく，今まで自分が経験したことを教え，プリセプティ自身が勉強できるような情報を提供していくようにしました．

　しかし，空いた時間にプリセプティが苦手に思っている処置のデモンストレーションや，今までに経験してない疾患の勉強を一緒にしていけばよかったと思っています．

アドバイス　後輩指導

　手が遅く，仕事がいつも時間延長になってほかのメンバーに迷惑をかける後輩ナースがいる時，あなたはどう援助・助言するだろう．次のような後輩をどう指導するか，考えてみよう．
・計画や準備が悪い．1度で済むことに何度も手をかけている．
・報告をしていない．あるいは聞いていない．だから，しなくていいことをしたり，同じことを2度やったりしてしまう．
・必要物品がそろっているかのチェックを怠るため，仕事の途中でナースステーションへ戻ったりする．
・環境整備が不十分なため，処置やケアの際，動きにくかったりして時間がかかる．
・技術が未熟で手際が悪いので，ミスが起こりやすく，周りをイライラさせる．
・「手伝ってください」の一言が言えない．こんなことを聞くとバカにされない

かなどと余計なことを考え，SOS を出すのが遅れる．
・予測ができないので，「そろそろ点滴が終わる」とか「もうすぐ痛みが出てきそう」というような患者の時間パターンが把握できず，結果として慌ててしまい時間がかかってしまう．
・自分のペースがつかめない，また逆に自分のペースにこだわりすぎるため，合理的に問題解決ができない．
（以下に，あなたが観察する後輩ナースの行動を書いてみよう）
・
・
・
・

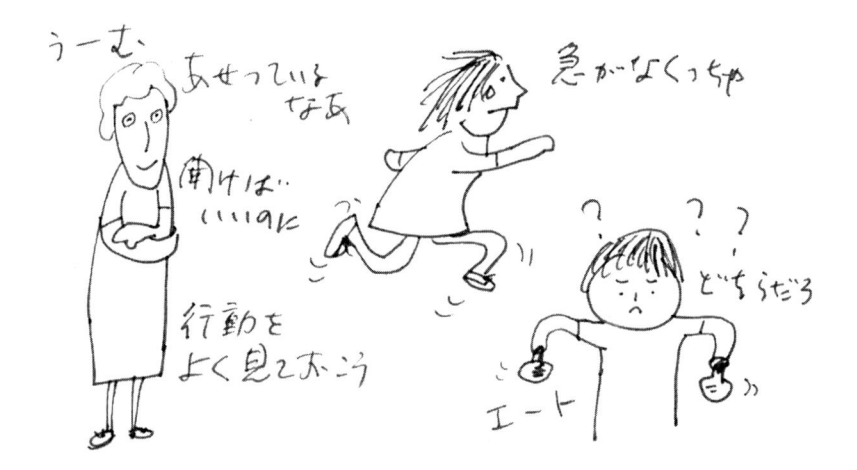

■ 問題意識を持つ

　問題意識とは，問題の存在への気づきのこと．患者の部屋に入った途端に，「アレ？　何か変」と感じる直感力を持つこと，ピンとくることも大切な能力である．朝から患者の記録やデータを見ているうちに，「何とかしたい．何とかしなくちゃ」と思うこともあるだろうし，具体的に「もしかしたら」と予測できる症状や状況に気づくこともあるだろう．こんな心の動きのナースは問題意識が高いと言える．

　はっきりと問題になることがとらえられている時は，問題解決技法を使っていく．つまり問題解決能力の発揮ということだ．大切なのは問題に気づく力，これは問題だとキャッチする力．あるべき姿（看護観や生命観といった価値観から見えてくる）と現実との差異をとらえ，あなたの価値観やリーダーとしての責任感から問題を見つけていくことだ．

　直感力を持つだけでなく，普段から周りをよく見ておくことが大切だ．他部門からの情報を逃さないこと．また患者の看護上の問題を見つけ，看護するのにはデータベースがものをいう．同じように病棟（など所属部署）のデータを情報収集しておくことも効果的だ．看護記録やサマリー，事故報告書などの資料を何度も読んでいると，これはほうっておけないとか，これは改善を考えてみたいという点が見えてくる．

　データから問題を発見していくためにも，問題意識が不可欠だ．あなたの心がけ，心がまえといったものが大切になるので，いつも（患者が楽になり，看護者にも楽になり，病院にとってもマイナスにならない取り組み課題の発見のため）心を動かしておこう．

　また日頃のあなたが，あなた自身の生活を豊かに楽しんでいることも，問題意識を高くする．

リーダー育成の
プログラムのいろいろ
リーダーを育てる人の章

　日替わりリーダーの業務は，病棟の状況によっても違うが早ければ卒後1年目の終わり頃から，多くの病院では卒後2年目の後半〜3年目に入った頃に，またキャリアのあるナースが多い病棟では3年目以上から始まる．いずれにしろ，それぞれの看護単位の事情によってスタートの時期は決まる．ほかに人がいなければやむを得ないのだろうが，先にも述べたとおり，十分力がついていない人を「誰でもリーダーにすべきだ」「夜勤回数同様，リーダーの回数も均等にすべきだ」という考え方に私は反対である．経験や能力のある人がリーダーをするほうが，強力な看護チームになるのは当たり前のこと．そしてそれだからこそ，これからリーダー業務につこうとする人には，リーダーシップ・トレーニングが不可欠なのだ．

　リーダーの印がついているから，誰でもすぐやるべしというのは残酷．教えられないとできないこともある．今までもそうだったと言われるかもしれないが，あまりにも多くの先輩たちが，見よう見まね，勘と適応力で乗り切ってきてしまったという気がする．しかし，リーダーとしてリーダーシップが発揮できるように，ポイントを押さえた指導をしてもらえれば，初めてリーダーをする人にとってはずっと助かったはずだ．

　リーダーシップは，ことばや行動で表れる内的な力だから，どう行動するか，自分のどこを鍛えたらいいか，知っていないと損である．ここに育成プログラムの必要性や重要性がある．

リーダー研修プログラムの例

さて，リーダー研修はどの病院でも行なわれていると言っても言いすぎではないと思う．それぞれプログラムに工夫をしているが，その状況によって，研修参加者のキャリアに要求するものに違いがある．あなたのところではどうだろう．

飯田市立病院(長野県)では看護部活動の1年間を図式化し，「固定チームナーシング年間サイクル」と名付けて発表している．各チームのリーダー，サブリーダー，メンバーが決まると，このスケジュールで1年間の活動が始まるが，折に触れ実践的リーダーシップ・トレーニングが行なわれ，フィードバックや評価がされているのがみてとれる．関心のある方は，西元勝子編集『看護現場を変える固定チームナーシング-問題解決のツールとして』(56-58頁，看護の科学社，2008)をぜひ読んでほしい．システムをつくるだけでなく，継続して実践し，必要なら修正を加えながら成果を出しているのがすばらしい．

次に，大阪医科大学附属病院・看護部長代理小野恵美子さんから情報提供された「人材育成・ベーシックコース・リーダー育成」(平成19年度のもの)を紹介する．対象はクリニカルラダーレベルⅢ．

このコースの年間計画のアウトラインは，以下のとおり．

1. 第1回 「人材育成・リーダーシップ」講義およびグループワーク(6月．13：30～16：00)．
2. 第2回 目標に向けて取り組みを明確にする(9月．13：30～16：00)．
3. 第3回 宿泊研修で今後の課題がより明らかになる(11月．ジムやプール，サウナなどもある研修専門施設を使用)．
4. 宿泊研修では最後に，当該部署の師長に，研修での学びや師長へ伝えたいことを手紙に書く．返事は必ず師長より返してもらうように教育委員が働きかける．
5. 教育委員がコメントしてレポートを本人へ返却．

160　リーダー育成のプログラムのいろいろ

```
日時：○年○月○日　○時~○時

場所：○○○○○

目的：クリニカルラダーレベルⅢの到達目標であるチームリーダーとしての役割を
　　　遂行し，当該部署でのリーダーシップがとれるという目標の達成を目指す研
　　　修です．

方法：・講義「人材育成とは」
　　　・ディスカッション

┌─第1回目の研修のねらい─────────────
│1回目は，部署の目標・SWOT分析・ホームワークシートを
│もとに現在の部署，組織の問題点に目を向け，自己に求めら
│れている役割を再認識し，自己の課題を見出していきます．
└────────────────────────

持参するもの：①部署の目標，SWOT分析
　　　　　　　②ホームワークシート（部署で分析している最新のデータベースを
　　　　　　　　参考にして記入のこと）
　　　　　　　③チャレンジプラン
　　　　　　　④参考文献（指定の3冊）
　　　　　　　⑤平成19年度継続教育ガイド
```

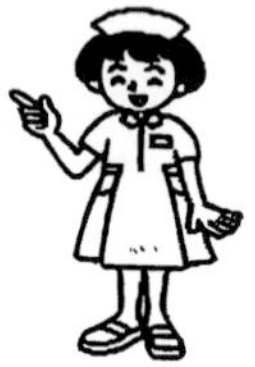

図12　平成19年度　第1回人材育成ベーシックコースのお知らせ

6. 第4回でまとめ（平成18年度は課題達成が明らかになった人を選出して，院内発表会開催）．19年度はまとめのみ．
7. 新採用者中央オリエンテーション研修時にボランティア（手上げ式または推薦）にて参加（平成20年4月）．

図12に見られるように，このコースでは，現状分析に強くなることを繰り返し訓練する．データでものを言い，思考は問題解決志向で．たとえば「忙しい」という情緒（これは問題意識として大事だが）だけでは問題解決しない．忙しい背後にある事実やデータを見ていくのである．問題解決技法は看護過程の考え方と同じなのでそう抵抗はないはず．現状分析しつつ解決したい課

題を焦点化していく．

　次に，事前レポート「私の課題」を明らかにしたうえで，宿泊研修に参加する．

　この宿泊研修でリーダーシップの基本的なところを学習し，他部署の人と交流しながら自分の課題をさらに明確にしていく．

　第2回研修である程度課題が決まってきているから，ここでは課題ごとにグループに分かれる．各グループにはファシリテーターとして教育委員が入る．普段とは違う別な能力が発見できるからと超多忙の中やりくりをして看護部長も参加される．

　第4回でまとめ，新年度の準備（新人受け入れなど）にかかる．4月1週目の全体オリエンテーションに，各部署より最低1名は参加するが，自分の時間を捧げるボランティアである．自ら名乗り出て（あるいは推薦されて）の参加なので，病棟代表という意識もあってか，自発性が高く頼もしい役割を果たしてくれる．

　この時の先輩ナースと新卒ナースの出会いは印象的でインパクトの強いものになる．参加してくれる先輩ナース（このコースの修了者）は病棟のことをデータを用いて説明したり，資料を準備してきて配ったりしている．しっかりと役割を果たしている姿を見て，半日だけこのオリエンテーションプログラムのお手伝いをする私は毎年感動する．

　このベーシックコースの研修生はそれぞれ自己の課題達成をするプロセスでリーダーとしての力をつけていく．たとえばFさん（卒後3年目）は「医療材料の使用状況を把握し，スタッフのコスト意識を高める」という目標設定をし，キーワードに「医療材料」「コスト意識」「問題意識」「自己表現能力」を上げている．Fさんは医療材料の使用頻度の一覧表をワードで作成し，データ収集にスタッフを巻きこむリーダーシップを発揮．スタッフのコスト意識の高まりを実感する結果を得ていた．

　またNさん（卒後4年目）の課題は「後輩指導により自分に自信がつき，決断力が強まる」こと．そこでNさんの実践は，まず自分の知識レベルアップを目標に，後輩指導を行なう前に疾患の学習を深めるため，プリセプティの

> 部署別（病棟・外来）教育担当者の方へ
>   クリニカルラダーレベルⅢ　人材育成ベーシックコース研修担当よりお願い
>
> いつも教育委員会を通してご協力いただきありがとうございます．
> クリニカルラダーレベルⅢ人材育成ベーシックコースの研修生は1年間を通して，各自の課題達成に向けて取り組んできました．部署別教育委員の方には，1年間様々な形で支援をしてくださったと思います．研修生はどのようにリーダーシップを発揮し，自分自身と周囲を変化させていたでしょうか？
> 研修生と共に日々看護を行なう中で，研修生が課題達成に向けて，頑張っていたことや，周囲に変化をもたらしたことなど以下の欄にメモ書き程度でかまいませんので，記入の上会議当日に持参してください．
> また，研修生が1年間取り組んできた「わたしの課題」レポートをもって最終評価を行ないますので，レポートを預かり，次回2月7日の部署別教育委員会に持参してください．
> よろしくお願いします．
>
> ☆部署内で複数参加の場合は，できればひとりひとりでコメントをお願いします．
>
> 　　　　　担当：大阪医科大学附属病院　看護部　教育委員会　レベルⅢ担当者
> ーーーーーーーーーーーーーーーーーーーーーーーーーーーーーーーーーーーー
> 　　　　　　　　　　　　　　　きりとり
> 部署名（　　　　　　　　　　）

図13　教育担当者へのコメントのお願い

受け持ち患者を1人ピックアップして病態関連図を書き，データの読み方の学習を行なった．その他病棟内勉強会や院内研修，院外の緩和ケア研修に参加して病棟内に情報提供するなど知識を深めた．現在は看護観を見直している．プリセプティとは月1回面談し，プリセプティが今悩んでいることに一緒に対応を考え実行している．また，月1回のプリセプター会議を活用して，プリセプター同士の情報交換や上司からのアドバイスをもらっている．プリセプティから質問されてわからないことは一緒に学習するなど自分から近づく努力をしているというのがレポートから読みとれた．

　このリーダーシップコースをお世話している教育委員会の5人のメンバー

> **アドバイス** 現状分析訓練
>
> 日々，各勤務帯でリーダーをするとき，大切なのは部署全体を把握することです．そのために自分のチームの現状を表現して分析できる力をつけておくとよいでしょう．超過勤務の要因は〇〇ではないか，△△が多いので事故が起こる危険がある，など．ここから日々のリーダーとして，こうしなければならない，という問題をとらえる力がつくのです．
>
> 部署全体のデータは師長さんから聞きましょう．「勤務表を作るとき師長は何を大切にしてチームリーダーを選んでいるのか」といったことも，卒後3年目以上の方には考えていってほしいものです．自分の考え(思考力)がズレていないか確かめるために師長に問いかけてみること．また自分のチームだけでなく全チームのことも知ったり，関心をよせ協力するためにも，まず自分のチームのことからデータで見て考えていくことです．国立病院機構岡山医療センターでは，このような訓練を卒後3年目に実施して成果を上げています．
>
> （西元勝子）

はさらに下位集団である各部署の教育担当者に図13のような協力も求めている．

宿泊研修の運営も含め，実に主体性があり自立度の高い集団だと感心するが，看護部長・教育担当副部長が教育委員会に与えている権限の幅の大きさや自由度から彼女たちへの信頼度が高いということがいえそうだ．

プリセプター研修の例

金沢医科大学病院のプリセプター研修は，プリセプター準備研修から始まる．2月に3時間の研修後，各部署ごとに新人受け入れ準備を周りの人たちの協力を得て始める．4月の新採用者のオリエンテーション研修に各部署からプリセプターの代表1名が参加して，各職場に配属されるプリセプティと初対面する．このような1年間のかかわりとフォロー研修について，教育担当の高田昌美さんより次のような情報提供をしてもらった．参考にしてほしい．

◆金沢医科大学病院　プリセプター研修の概略
Ⅰ．目的：プリセプター支援
　　目標：1．自己理解・他者理解を深める
　　　　　2．自己の課題を明確にする
　　　　　3．指導者としての対人関係能力アップ

Ⅱ．研修時期：プリセプター準備研修　平成19年2月25日3時間
　　　　　　：「チームの一員になろう」研修　平成19年4月7日3.5時間
　　　　　　　（この研修は新採用者が主体であるが，フロアからプリセプターの代表1名が出席し，フロアの概要などをオリエンテーションする）
　　　　　　：プリセプターフォローアップ研修Ⅰ
　　　　　　　　平成19年7月12・26日，2グループに分ける，2時間
　　　　　　：プリセプターフォローアップ研修Ⅱ
　　　　　　　　平成19年10月9・18日，2グループに分ける，2時間

Ⅲ．研修項目
1．プリセプター準備研修（プリセプターとしての準備）……講義
　1）受け入れ準備
　2）新人指導について
　3）指導者の心得
2．プリセプターフォローアップ研修Ⅰ
　1）プリセプティを育成する上での悩み，困っていること，つらいことなど……グループワーク
　2）TEGの実施
　3）指導場面をロールプレイイングで振り返る……グループワーク
　4）今後のかかわりについて……グループワーク
3．プリセプターフォローアップ研修Ⅱ
　1）心がけていること，自分自身研修後変化したこと，できていないことについて事前アンケートし，その結果を報告
　2）新人ナース育成のためのかかわり方（自己効力理論を用いて）……講義
　3）よい人間関係作りのポイント……講義
　4）望ましいリーダー像について……グループワーク

Ⅳ. 研修の開催時期について

　新人フォローアップ研修・リーダーフォローアップ研修もプリセプターフォローアップ研修と同様年2回実施（それぞれ準備研修も実施）．これら3種類の研修は，リアリティショックのピーク時期の新人研修を軸に，これと同じ月そして重なり合うような時期に実施している．

　新人フォローアップ研修での新人の様子・反応はプリセプターフォローアップ研修で報告し，またプリセプターフォローアップ研修でのプリセプターの様子・反応はリーダー研修で報告している．そうすることによって人材育成の役割をより身近なものとして自覚してもらえないかとの企画者側の思いがある．

　新人フォローアップ研修Ⅰではプリセプターからのメッセージを，またⅡでは今回初めて師長・主任からのメッセージをカードにしたため研修終了時に渡したところ，研修生がとても喜んだ．

Ⅴ. フロアにおいて

　プリセプターの選考基準は，3年目以上・ラダーⅠの取得としている．

　選考は，新採用者が入社する前の3月に行なわれ，フロアの師長・主任にしてもらっている．本人の同意は口頭で得ている．

　フロアでは，プリセプター会・プリセプティ会を定期的に行なうようにしている．

　年度始めに提出されるフロアの役割分担表で開催企画を確認している．また定期的に提出されるチーム会・リーダー会議事録の中で行なわれた内容を確認している（フロアでの違いはある）．

　研修結果は，師長会・主任会でタイムリーに報告している．また年度の終わりには全看護職員を対象として委員会活動報告会を行なっており，この時にプリセプター研修の活動内容も報告されている．

Ⅵ. プリセプター研修開始と内容について

　プリセプター制は平成11年から開始．開始時より新人のリアリティショックが出現しやすいと報告されていた3か月・6か月時に研修を企画．当初の研修は，技術の習得状況の報告と状況・悩み・指導方法についてのグループワークから始めた．しかし徐々にプリセプターをしなければならない・することで役割負担の問題が浮かびあがり，研修内容を試行錯誤し上記の内容に変化してきた．

リーダー育成法

■育成のための留意点

　リーダーシップを評価するのはなかなか難しい．リーダーは，状況を把握しながら判断し，ほかの人々が目的や目標に向け行動するよう影響を与えるわけだから，同じことがなされても，ある時は効果的リーダーシップが発揮されたといえるし，別な場面や状況では発揮されていないといえることもある．

　リーダーとして成長したかどうかおおまかに評価するには，いろいろな場面を何人もの人が観察して，納得できる評価をしていくしかない．ある課題を達成する時の，その人のその時の能力は評価できるからだ（チェックリストを使って経験項目をクリアしたかどうか見ていく場合はこれに当たる）．

　卒後2年目でリーダーをする時と，卒後3年目でリーダーをする時とでは課題や期待される到達点，仕事の質などが当然違う．したがって，1人ひとりの発達段階に応じた評価は，個人目標か具体的課題を設定してその達成のプロセスを観察したり，課題達成の内容をチェックするのが妥当ということになる．

　師長，主任としてスタッフをリーダーに育てる時，その人の個性を把握しているだろうか．仕事をやり遂げることを通して伸びていく人，自信を得たとたん成長する人とそれぞれだ．それに関してD.C.マックレランドは，達成動機の個人差に注目して，達成動機理論を発表した．高達成動機者は，

　①適度にリスクを持つ課題を好む．
　②責任を取るような事態を好む．
　③自分の課題達成について具体的なフィードバックを望む．

という特徴がある（P.ハーシー，K.ブランチャード，D.ジョンソン著，山本成二ほか訳：入門から応用へ-行動科学の展開〔新版〕-人的資源の活用，54-57，生産性出版，2000）．この理論は，前向きに課題に取り組むタイプのスタッフをさらに成長させたい時，役に立ちそうだ．

リーダー育成にこれが決め手といったものはないが，相手に何を期待しているか伝えるほうが役割は自覚され，周りの人々に好影響を与えるリーダーが育つ．この例として，国立病院機構岡山医療センターの接遇レベルアップと後輩育成作戦が面白い．各部署より2名の「モデルナース」を師長が推薦し（基準も決めてある），看護部長が任命書を交付する．この人たちは「モデルナース」というワッペンをつけて仕事をしている．日々，看護実践のモデルになるリーダーとして自分も磨き，周りのメンバーも育てるやり方として参考になる．

■病棟でのリーダー育成の実際

　鹿児島県立大島病院5階東病棟は2008年1月末に2007年度固定チームナーシングのまとめとして病棟独自の成果発表会を行なった．看護部として成果発表会をする病院は多いが病棟単独は珍しい．しかも目次，ページ数もきちんとつけた資料集（附録に病棟組織図や病棟目標など全体が見える資料もついている）はパワーポイントで発表したのだろう，6分割で作成されていた．屋ます江師長が4月のチームスタート時に年度末には病棟発表会をするからと予告．現状のデータをとりながらチーム活動をすすめるよう助言した．3つの固定チーム活動の成果だけでなく「転倒・転落ヒヤリハット報告の振り返り」を副師長が，「病棟における固定チームナーシングの評価」を師長が発表している（これは師長，副師長も努力しているというメッセージになる）．夕方5時半から7時まで発表．意見交換と終了までの進行はBチームの担当．

　小集団活動が各チームごとに活発に行なわれリーダーが育っていることが第三者の私に想像されるのも，このようにデータを使った現状や成果が資料という可視化した形式知になっているからである．この成果発表会は病棟の夜勤者以外全員出席し，終了後は皆で食事会に直行．飲みながら食べながら，振り返りや発表会では出なかった意見がざっくばらんに出て最後は「来年もしましょう」と全員一致．盛り上がったそうだ．

　その後2月より一部メンバー交代して，新チームがスタート．すでにどん

なデータをとればよいかを検討しパソコンに入力するなど活動が始まっている．さらに一歩前進！　今，リーダーもメンバーも元気だ．

　こうなれば師長は見守り，必要なら助言し，チームのやりたいことができるよう状況を整えてあげるだけ．各チームは自ら課題設定し，チーム間も協調しながら切磋琢磨し合っていくことだろう．

フォロー

■リーダー行動の動機づけ継続のために

　リーダーシップ研修の成果が出るのは，研修によって外部からもたらされた情報が一応納得できた，腑におちた，という状況，いわゆる"わかった"（研修ではグループワークによって，カンファレンスのすすめ方や司会のしかた，他者とのコミュニケーションのしかたなど少しはグループ内の経験から学べるが多くは知的理解のレベルだ）ことを職場で実践できた時だ．よく研修後アンケートに「リーダーシップについて理解できたが職場に帰ってやれるかどうか心配だ」などと記載されていることからもわかる．となると，研修のさしあたってのゴールは知的理解を促進するとともに，リーダーになるという自覚を促し，リーダー行動に向けて動機づけることだ．大切なのは，フォローアップ・プログラムである．職場の上司が研修で動機づけられたことをどれだけ持続させ，さらに高みへ引き上げていくか．実践的リーダーを育てるカギはフォローのしかたにあると思う．特定の日の1コマのリーダーシップ研修は，いつ，どんな事前プログラムから始まり，誰にいつまでフォローされているのだろうか．この答えとして次の例を紹介する．

■卒後3年目研修
◆国立病院機構岩国医療センターの場合（情報提供：出原陽子副看護部長）
　卒後3年目研修では，特にリーダーシップに焦点を当てて，個人の行動変容を目的としている．

＜具体的なプロセス＞
① 3月　副看護部長が年間の教育計画を立て，師長会議で研修目的，目標を説明し，集合教育と臨床におけるOJTを連携した指導支援を意識づける．
② 4月　目標管理のスタート〜スタッフは看護師長の面接を受けて個人の課題を明らかにし，目標達成に向けて活動を始める．看護部長室は，全スタッフの目標管理シートを提出してもらい目標設定状況を確認，看護師長を通して指導をする．
③ 9月　中間評価〜師長が面接をして評価する．看護部長室は，看護師長を通して目標達成進捗状況を把握する．
④ 10月　副看護部長は看護師長に，1人ひとりの課題を明確にした研修前レポートをまとめるようかかわる．そのレポートを研修のなかで使用し，1人ひとりの課題について引き出し問題解決にむけての方向性を明確にする．研修後行動計画を立案し行動する．そのプロセスを，師長，副師長，教育委員は共有し支援する．
⑤ 平成20年1月　目標に対する研修後の取り組みについて実践報告会を行なう．効果的なプレゼンテーションができるようパワーポイントを使用しての発表準備には，師長，副師長，教育委員が教育的にかかわる．また，発表時には，各病棟からもスタッフが参加し，卒後3年目の成長を共有し，プラスのストローク発言をしている．
⑥ 平成20年2月　発表した実践報告は集録にしてまとめ，各病棟に配布．院内全体で，スタッフを育成していく雰囲気づくりに活用している．

＜研修の評価＞
　自己の目標を明文化し取り組みについて発表できたことは，看護チーム内でのリーダーシップを発揮する動機付けに効果的であったと考える．

＜研修の進め方＞
1. 研修企画書作成（8/20. 担当4人の教育委員）（資料A）
　　日時，会場，対象者，講師，研修方法，研修の目的，研修目標，内容・方法，研修スケジュール，会場設営（4〜5人グループ形式），会場準備物品，テキスト資料，評価方法，その他．

資料A

卒後3年目研修要綱

担当：○○, ○○, ○○, ○○

1. 日時：平成19年10月16日(火)17日(水)9：45～16：30
2. 場所：大会議室
3. 対象者：卒後3年目　45名
4. 研修内容

    【テーマ】看護実践におけるリーダーシップ

    【目的】職場における自己の立場，役割を理解して自己の課題目標を設定し取り組むことができる．

    【目標】1)リーダーシップを発揮するということはどういうことか理解できる．
    2)リーダーシップを発揮するための自己の課題が明確にできる．
    3)課題を達成するための行動計画が立案でき取り組むことができる．

    【方法】1)事前レポートの提出「病棟における自分の現状と課題・悩んでいること」
    2)講義「看護実践におけるリーダーシップ」
    3)グループワーク(事前レポートおよび講義をもとにリーダーシップ発揮のための自己の課題をグループワークの中でみつける)

    【プログラム】
    　9：45～10：00　オリエンテーション
    　10：00～12：00　講義
    　12：00～13：00　休憩
    　13：00～16：00　グループワーク
    　16：30～16：30　振り返り用紙の記入・後片付け

    【留意点】1)事前レポート提出期限　9月10日(月)16時まで
    師長を通して看護部長室の教育委員レターケースへ提出して下さい．

---

2. 研修報告書(10/24. 担当者4名により作成)

    研修名，日時，会場，対象者，講師，研修のねらい，研修目標，評価方法(研修終了後アンケート)，評価結果(①参加率，②研修生感想，③ねらいの達成度，④企画担当者評価，次年度課題)．
3. 各所属職場で3か月間自己の課題を実践，1月の実践報告会の準備(資料B)．
4. 研修報告書作成(2の様式で)．
5. 実践報告を集録にし各病棟へ配布．

資料B

1. 日時：平成20年1月15日(火)，16日(水) 13：00～17：15
2. 場所：研修センター　視聴覚室
3. 対象者：卒後3年目　45名
4. 研修内容

   【テーマ】実践報告会
   【目的】1) 研修後の課題・目標に対する取り組みについて実践報告会を行ない，自己の振り返りを行なうとともに効果的なプレゼンテーション方法を学ぶことができる．
   【目標】1) 自己の課題を達成するための行動計画が立案でき取り組むことができる．
   　　　　2) 自己の目標が達成できたかを評価することができ，次年度の目標が明確になる．
   　　　　3) 効果的なプレゼンテーションができる．
   【方法】1) 研修後自己の行動計画と実践をまとめる．
   　　　　2) 事前レポートの作成「自己の課題を明確にし，どのように行動したか」(自己の課題・目標・具体策・実践・評価にてまとめる．)
   　　　　3) 事前レポートをパワーポイントにて5分で発表する．
   　　　　　セッション後1人3分の質疑応答を行う．
   【プログラム】　15日
   　　　　　　　　13：00～13：05　　オリエンテーション
   　　　　　　　　13：05～13：55　　6名発表・質疑応答
   　　　　　　　　13：55～14：45　　6名発表・質疑応答
   　　　　　　　　14：45～14：55　　休憩
   　　　　　　　　14：55～15：35　　5名発表・質疑応答
   　　　　　　　　15：35～16：35　　7名発表・質疑応答
   　　　　　　　　16：35～17：15　　振り返り用紙記入・後片付け
   　　　　　　　　16日
   　　　　　　　　13：00～13：05　　オリエンテーション
   　　　　　　　　13：05～13：45　　5名発表・質疑応答
   　　　　　　　　13：45～14：25　　5名発表・質疑応答
   　　　　　　　　14：25～14：35　　休憩
   　　　　　　　　14：35～15：15　　5名発表・質疑応答
   　　　　　　　　15：15～16：05　　6名発表・質疑応答
   　　　　　　　　16：05～17：15　　振り返り用紙記入・後片付け
   【留意点】1) 事前レポート提出期限　12月25日(火)16時まで
   　　　　　　師長を通して看護部長室の教育委員レターケースへ提出して下さい．
   　　　　　2) 教育委員会のパソコンはWindows 2003です．
   　　　　　3) 各自パワーポイントはUSBに保存し持参してください．
   　　　　　　当日12時から13時までの間に研修センターに準備してあるパソコンに入力して準備してください．
   　　　　　4) 発表時各病棟の参加をできるだけお願いします．

資料Bでは，この企画の目的から目標，方法，プログラム，留意点に至るまで研修の意図がはっきり伝わってくる．留意点の4）までゆきとどいていて実に計画的だと感心した．

以上の流れによって研修時に自己の盲点に気づき，課題を焦点化した卒後3年目ナースは各所属師長，副師長の支援のもと，日々のリーダーとして業務を遂行したり，プリセプターとして行動を始めた．

私が全員のレポート（集録）を読み，「あ，この人，リーダーシップを発揮しはじめた！」と感じたTさんの2つの目標のうちの1つが「病棟リスク係としてリーダーシップがとれる」というものでほかの人には見られない課題だったので紹介する．

◆病棟リスク係は去年から任されていたが，今までは毎月のインシデントの集計のみをするだけで終わっていた．しかし今回の研修を終えてリスク係としてもう少しスタッフに働きかけが必要と思い，毎月の集計内容を病棟師長，副師長と検討するようにし，その結果をチーム会などで報告しチーム員全体に意識をしてもらえるように心がけている．病棟リスク係として，今まではきちんと係の仕事がこなせていないような気がしていたが，今回一歩前進できたと感じた．

このように，やるべき（あるいはやりたい）ことを明確にし，3か月間（期間を決めると評価するのも焦点化しやすい）行動する中で自己効力感を高めていく．Tさんの「もう少し働きかけが必要」というのはリーダーシップをとらないといけないという気づきであり，そのために単に集計するにとどまらず，「師長・副師長と検討する」という自発性につながった．おそらくこの検討会（3人の）で助言によって視野を広げ分析のしかたを学んだり，もっと必要な情報や知識は何かも理解していったことだろう．こうなるともっと勉強したい，という自己啓発につながり，「リスクマネジメントはTさん」と認められる日が来るかもしれない．単なるリスク係から，リスクについてのリーダーになっていくのには，本人の自覚が土台だが，師長・副師長のかかわりが重要なのである．

> **NOTE**
>
> ■「契約書」をつくる
>
> 　リーダーシップスキルが向上したかどうかは，周りの人にフィードバックしてもらうと，自分が周りにどんな影響力を与えているか気づく．自ら考え，決めた課題を明確にするのに「契約書」を作るのをおすすめしたい．契約は自分との契約（TAでいうと自分の「成人」の自我状態で自分に契約を結ぶ）．次のように進める．
>
> ①何から始めるかをよく考える．
> ②決まったら，行動語・肯定語（～する）で記述する．
> ③誰にフィードバックしてもらうか決める（師長，主任，先輩など）．
> ④作成した契約書はコピーをとり，1枚は師長へ，1枚は看護部長へ．直接届けて面談してもらう（アポイントはとっておこう）．
> ⑤上記の契約を実行・実践したとき，簡単でよいのでメモしておくこと：どんな状況，誰と，何をしたか（言ったか）その結果，誰に報告，誰からフィードバックしてもらったか，この一連の出来事から感じたこと．
> ⑥1か月に一度，この契約書を読み直し，行動していないときはなにか理由があるのか振り返ること．師長さんと話し合うこと．
>
> ```
> ┌─────────────┐
> │    契約書     │
> │              │
> │      所属     │
> │      名前     │
> │              │
> └─────────────┘
> ```

課題設定と総括

課題設定には，次のようなポイントを押さえておくとよい．

- 自分の所属する看護単位の現状把握をする（職場診断に必要なデータベースというわけだ）．根拠のあるデータの共有を心がける．
- その現状を踏まえて，「師長さんのしたい看護は？」「スタッフ（自分）はどんな看護を展開したいのか」をはっきりさせる（理念，方針）．
- 日常の看護活動を進めるうえで，仕事がやりにくくて困ることや，患者にしわ寄せがいっていることはないか確認する（問題意識と問題点の発見．

羅列するといい).
・たくさんある問題点のうち,解決を迫られているものから優先順位をつける(重要度,緊急度,拡大傾向をチェック).
・自分が介入できる課題か考える.
・チャレンジする課題を決める(目標設定).この時,次の8点を頭に置いておこう.
　①具体的・実際的な目標であること.
　②何をしようとしているかはっきりしていること.
　③自らの関心度が高く,仲間も巻き込んでいけるもの.
　④結果に変化の見えるもの.
　⑤態度にかかわるような課題は避ける(たとえば「笑顔で応対する」など,行為目標は避ける).
　⑥職場を取り巻く現状や職種,上司などの現実の人間関係を踏まえておく(「あの人がいなかったら……」などは考えない).
　⑦日常業務に密接な課題ですぐに実行できるもの.
　⑧給料増額や人員増といった「もっともっと」的な課題は避ける.
・課題,目標が決まったらまた現状把握から始め,原因を追及して解決案をたくさん出したうえで最適な解決策を決める.そして実行手順を決めて実践しその結果を厳密に評価するという問題解決のステップを1つひとつ押さえていく.特に現状把握と原因の追及を手抜きしないこと.

　課題達成のプロセスから学び,最後にレポートを書いて総括すると振り返りや自己評価ができる.私はこのようなレポートを読ませてもらうことも多いが,気づいたことや感想を書く人が圧倒的に多い.それはそれでよいが,西元勝子先輩の次のような助言を活用して,一味違うレポートを書いてみるのはどうだろう.全部押さえなくても,筋書きとして心にとめておくと書きやすいし,書き慣れてくると便利なのがわかる.
・「はじめに」とは書かなくてもよいが,何について述べたいのかの主旨を書く.

・述べようとしている事実を書く(データや経験の活用).
・自分の意見を書く(考察).
・これからの計画を4W1H(11頁参照)で書く.
・必要なら,文献(自分の病院の概要を述べた資料など)を活用する.

　また,西元勝子先輩は後輩のレポートを評価する時,次のようなガイドラインを持っている.
・理念が書けているか(こんなことを大切にしたいというものでよい).
・テーマの表記(サブタイトルのつけ方)は内容を伝えているか.
・取り上げたい事柄がデータでとらえられているか.
・データをどう読み取っているか(解釈).
・問題解決に向けて何から始めるか(判断,順位づけ).
・実践可能な目標設定とプランづくり(4W1H).プランの内容が創造的なものか,具体的ですぐ実行に移せるか.
・ポイントの整理をしているか.

　レポートは自分のことば,自分の考えを大切にしながら,筋道を立てて書くこと.リーダーシップ研修に参加して,なるほどと思うことがあったら,その学んだことを実践の場に持ち帰り,1つでもよいから実行すること.「こんな言動に気をつけたらいいんだな」と研修会で気づいたら,その気づきを行動変容につないでほしい.気づいてもやらなければ,リーダーシップは身につかない.

とりあえず，もう大丈夫？

ここまで読み続けてきたあなた．自分が完全ではなくても結構やれているかな，と自己評価がプラスになっただろうか．まずは，「リーダーとして生まれた人はいない，リーダーにはなっていくものだ」とわかればそれでいい．あなたが感じ，考え，誠心誠意メンバーにかかわり，仕事に取り組んでいけばOKだ．そして少しでも自分のプラス面に気づいたら，自信を持ってその部分を広げていこう．その際，あなたの存在をしっかり受け止めてくれる先輩や師長がいれば，さらに心強いはずだ．

成長過程では，どうしても失敗はつきもの．もちろん，ないにこしたことはないが，万一失敗してもただ落ち込むだけでは意味がない．カンファレンスにかけて先輩たちと振り返ったり，1対1で指導を受けたり，反省レポートを書いて気づきを得たりして，前向きに取り組んでいってほしいと思う．2年，3年とキャリアを重ね，リーダーをやり，中堅から主任，師長と地位が上がっていっても，課題の種類が変わるだけで，多かれ少なかれ失敗から学ぶ経験を積み重ねていくことになる．

■リーダーになって一歩ずつ前進

ともあれ，状況への気づき，自己への感情や自他への気づき，「今ここ」で起こっている問題への気づきなど，直感力やデータからの分析力，SOSを出す能力を含め，ありとあらゆる能力を発揮しよう．20歳代と30歳代は違う仕事ができ，40歳代になるとさらにゆとりのある仕事の進め方，リーダーシップの発揮のしかたができるはずだ．そもそも私自身振り返ってみて，20

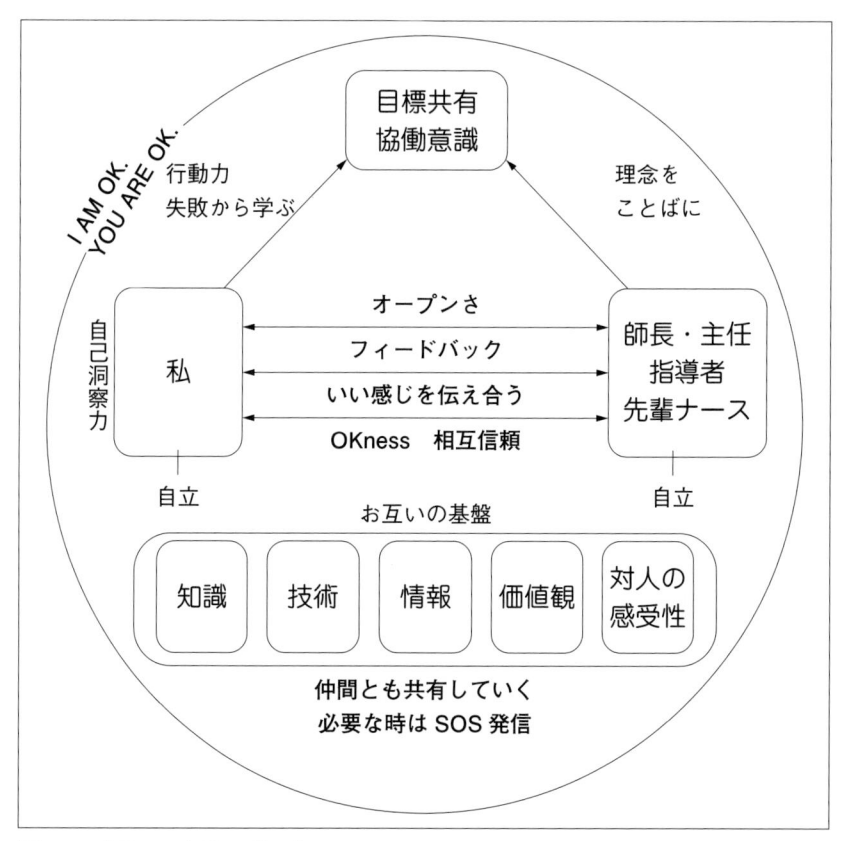

図14 パワフルなリーダーとは

歳代はやはり未熟であったとつくづく思う．

　不毛な反省よりも1つでも学習すること．落ちこむだけ，後悔するだけでは何も生まれず，学ぶこともない．自信がないと言うなら何について自信がないのかを明確にして対策を考えてみること．失敗したら次は予測して行動すればいい．たとえば患者や家族の個性や感情，文化を理解することはとても難しい．これは私自身患者や家族の立場になったことから確信を持って言える．だからこそ，ナースとしての誇りや自尊心を持ち，自分をありのままに認め受け入れ，「今ここ」での人間関係や課題を避けず逃げず，時にはうま

くいかないこともあるものだと知って行動することだ．

　ポジティブ(肯定的)に考える姿勢は単なる楽天主義のことではない．たとえ失敗しても，真正面から振り返ること．同じ失敗を繰り返さないよう考えたり準備することが前向きということだ．それには確かな根拠や基準をもって論理的に考えぬく力がなければならないし，直観力や対人関係，看護のセンスも必要だ．これらは日々の誠実な行動(知らないことは文献で調べるとか，人の話をよく聞くといったこと)によって，育まれると思う．

　リーダーになったからといって，一足飛びの成長はない．しかし日々の患者とのかかわりや看護の中から，いろいろな人生をかいま見ていくうちに，あなたは少しずつ，しかし着実に成長していくはずだ．もちろんストレスにさらされるような場面に出くわすことも多いだろう．そんな時それをプレッシャーと感じるよりも，人間への関心を持ち続けること．そのためにも，あなた自身が友情や愛情に支えられ，地に足のついた日々を過ごすことが大切なのだ(**図14**)．

おわりに

　ソーシャル・グループワーカーとして45年働いてきたが，看護集団との出会いで私の人生は実に豊かなものになった．たくさんのステキなナースに出会い，見たり聞いたり話し合ったりできたからで，どんなに感謝しても言い足りない．

　「リーダーシップは学習できる」を基軸にして研修のお手伝いをしているが，その中でナースたちが私たち患者を守るため，懸命に働いてくださることを，いつも尊いと感じている．日々の仕事で疲れているのに，なお高いレベルを目指して研修会に参加している姿に頭が下がる．私はせめて彼女たちの応援団になりたい．

　2009年4月から，看護学生の看護実践能力を強化することがねらいのカリキュラム改正により基礎教育が行なわれる．また，診療報酬改定にみられる医療費抑制政策，患者・家族・市民の意識の変貌などなど，ナースをとりまく状況はますます厳しく，日々の問題解決では間に合わなくなってきている．個の潜在力を引き出し，集団の力を活用するしかない．固定チームナーシングを推奨するゆえんである．

　ナースは他職種との協働が多い．なかでも助手さんたちを生かし，その持てる力を活用するリーダーシップを発揮してほしい．助手の固定チームナーシングを実践している例（48頁，済生会江津総合病院の組織図をみてほしい）では，問題解決技法や目標設定理論を使って副師長グループがリーダーシッ

プをとり，教育的なかかわりを日々続けて成果を出している．また，国として外国人ナースや介護士の受け入れが決まり，今まで以上に免許の違う人，文化の異なる人と協働しなければならないのだから，ますますナースに期待がかかる．

　本書は多くの事例，レポートなど，プロのナースの意見，情報，示唆，支援によって成り立っている．それらを惜し気もなく提供してくださった多くの病院の皆様に感謝する．いつものことながら西元勝子さん（固定チームナーシング研究所長）には，特に教示を受け，率直な助言をいただいた．医学書院の大野学さんは仕事の早さ，ヒラメキと決断力．平岡知子さんはていねいによく読みこんでのチェック．お二人の仕事ぶりはそれぞれの個性とやり方で，私はとても触発された．ありがとうございました．

　看護職，介護職の皆様，心からの敬意と感謝を捧げます．

2008年8月

杉野元子